Hausaufgaben für Patienten

Herausgegeben von
Jürgen Buchbauer

Bibliografische Information der Deutschen Nationalbibliothek
Die Deutsche Nationalbibliothek verzeichnet diese Publikation in der Deutschen Nationalbibliografie; detaillierte bibliografische Daten sind im Internet über http://dnb.d-nb.de abrufbar.

Das vorliegende Buch wurde sorgfältig und nach sportwissenschaftlichen und -medizinischen Gesichtspunkten erarbeitet. Dennoch folgen alle Angaben ohne Gewähr. Weder der Autor noch der Verlag können für eventuelle Nachteile oder Schäden, die aus den im Buch vorgestellten Informationen oder Übungen resultieren, Haftung übernehmen.

Aus Gründen der besseren Lesbarkeit wurde entschieden, durchgängig die männliche (neutrale) Anredeform zu nutzen, die selbstverständlich die weibliche mit einbezieht.

Ich danke allen, die mich bei der Erstellung dieses Buches unterstützt haben.

Bestellnummer 1461

Titelfoto und Fotos: Christian Kunert, www.christiankunert.de

Erschienen als Band 6 der Buchreihe „Hausaufgaben für Patienten"

Druck und Verarbeitung: Media-Print Informationstechnologie GmbH, Paderborn
Printed in Germany · ISBN 978-3-7780-1461-5

Inhaltsverzeichnis

Vorwort des Herausgebers

Die Buchreihe „Hausaufgaben für Patienten“ richtet sich an die Betroffenen und deren Angehörige. Im vorliegenden Band handelt es sich um „Hausaufgaben für Patienten mit Rückenbeschwerden“.

Bezeichnend für die moderne Industriegesellschaft sind Bewegungsmangel und Fehlernährung. Der Autor Christian Kunert, ausgewiesener Experte für das Thema Rückenbeschwerden, stellt fest, dass sich das Problem altersbedingt lediglich mit steigender Lebensdauer verschoben, jedoch nicht wesentlich verändert hat. Der menschliche Körper erhält sich nicht automatisch mit steigender Lebensdauer auch gesund. Im Wandel der Zeit kann nicht alles alleine dadurch behoben werden, durch Operationen oder Medikation sämtliche Beschwerden des Bewegungsapparates zu beseitigen. Der Mensch kann sehr wohl selbst viel dazu beitragen, Rückenbeschwerden durch gezielte Bewegung, Ernährungsumstellung und Stressabbau zu lindern. Man hat festgestellt, dass circa 80 Prozent der unspezifischen (Ursache unbekannt) Rückenbeschwerden auf psychosomatische Zusammenhänge wie Stress, schlechte Ernährung und Bewegungsmangel zurückzuführen sind. Dies sind alles Risikofaktoren, dass sich Rückenbeschwerden chronifizieren können. Den meisten unspezifischen Rückenbeschwerden ist gemeinsam, dass Entzündungsprozesse mit gleichzeitigem Abbau der Muskulatur einhergehen. Vom Arzt werden zwar krankengymnastische und physiotherapeutische Maßnahmen verordnet, die aber begrenzt an der Anzahl sind. Gedacht ist nach dieser Maßnahme, ein weiterführendes Bewegungsprogramm einzuhalten. Genau hier setzt der vorliegende Band an. Nach einer kurzen theoretischen Einleitung wird dem Betroffenen ein gezieltes Rückentraining vorgestellt. Dazu ist eine Tabelle als Hilfestellung aufgeführt, dort sind die Belastungsparameter und die methodischen Empfehlungen ausführlich und leicht verständlich beschrieben. Entscheidend ist, dass der Betroffene das Übungsprogramm kontinuierlich und regelmäßig ausführt. Das heißt, mindestens zweimal wöchentlich oder besser noch dreimal in der Woche. In das Trainingsprogramm für zu Hause gehört im modernen Rückentraining auch ein Entspannungsteil. Dies wird am Ende des Kapitels der Beweglichkeit vorgestellt.

Somit wünsche ich allen Patienten mit Rückenbeschwerden eine nachhaltige Reduzierung der Schmerzen, Steigerung der Muskelkraft und erfolgreiche Umsetzung der im Buch gezeigten Anleitungen und Hinweise.

Jürgen Buchbauer
Sportlehrer und Physiotherapeut

Vorwort des Autors

Der menschliche Körper ist ein sensibles statisch-dynamisches System, welches sich im Rahmen der Evolution so entwickelt hat, wie wir es heute in der modernen Gesellschaft kennen.

Dabei hat sich der menschliche Körper im Laufe der zurückliegenden Jahrhunderte allerdings nicht wesentlich verändert. Einzig die Lebenserwartung ist gestiegen und somit auch der Bedarf an gesundheitsfördernden Interventionen zum Erhalt und zur Verbesserung des Wohlbefindens und der Leistungsfähigkeit.

Seit Beginn des 20. Jahrhunderts lässt sich in Deutschland eine gleichmäßig steigende Lebenserwartung beobachten. Wurde ein um 1900 geborener Mann noch durchschnittlich 46 Jahre alt, so rechnet man aktuell mit über 78 Jahren.

Prognosen der Zukunftsforschung zufolge steigt dieser Wert für 2050 geborene Männer auf über 85 Jahre an, bei Frauen sogar auf knapp 92 Jahre.

So sehr man sich über diese Entwicklung auch freuen kann, so birgt sie auch eine enorme Eigenverantwortung für jeden einzelnen Menschen. Denn automatisch erhält sich der menschliche Körper mit steigender Lebensdauer nicht gesund. Ein lebenslanger fürsorglicher Umgang in Bezug auf das Ernährungs- und Bewegungsverhalten sowie ein sensibles Verantwortungsbewusstsein für Belastungs- und Erholungsphasen sind somit grundlegende Voraussetzungen dafür, auch im mittleren und hohen Alter noch mobil und gesund zu sein.

Leider ist damit aber auch ein gewisser Aufwand verbunden, um dem System Mensch ausreichenden Input für seine Funktions- und Leistungsfähigkeit zu geben.

Hier werden vor allem auch die zeitlichen und physischen Ressourcen in der Freizeit angesprochen, die der Mensch investieren muss, um seine Gesundheit aktiv selbst positiv zu beeinflussen oder den Belastungen am Arbeitsplatz entgegentreten zu können.

Doch genau in diesem Kontext gibt es enormen Nachholbedarf. Denn aktuelle Studien weisen die Deutschen als Bewegungsmuffel aus, bei denen sich gerade mal ein Drittel der Bevölkerung in der Freizeit engagiert (vgl. Froböse & Wallmann-Sperlich, 2015).

Somit ist es auch nicht verwunderlich, dass Rückenbeschwerden in Deutschland so weit verbreitet sind und dabei in den unterschiedlichsten Formen diagnostiziert und auch therapiert werden.

Das vorliegende Buch bietet in diesem Zusammenhang Erklärungsansätze für das Auftreten von Rückenbeschwerden und ihren Ursachen und gibt Betroffenen Hilfestellungen im Umgang mit Rückenbeschwerden.

Eine Übungsauswahl für Zuhause bildet dabei den Schwerpunkt des Werkes, die grundsätzlich zur Vermeidung zukünftiger Beschwerden aber auch zur Reduzierung bereits bestehender leichter und nicht akut behandlungsbedürftiger Rückenschmerzen beiträgt.

Der Autor ist bereits seit 20 Jahren ein Spezialist auf dem Gebiet des Fitness- und Gesundheitssports und gilt mittlerweile als internationaler Experte im Bereich des Rückentrainings. Er kann den Erfolg und die gesundheitlichen Wirkungen des Trainings nur bestätigen.

Christian Kunert
Sportwissenschaftler

Dortmund, im Juli 2015

1 Hintergrundinformationen zum Thema Rückenbeschwerden

1.1 Prävalenz von Rückenbeschwerden

Aktuelle wissenschaftliche Studien belegen, dass seit Mitte des letzten Jahrhunderts eine Veränderung im Auftreten von Krankheiten stattgefunden hat.

Während früher Infektionskrankheiten dominierten, bestimmen heute nicht übertragbare, chronisch-degenerative Erkrankungen das Krankheitsgeschehen.

Stark zugenommen haben seither vor allem Beschwerden und Erkrankungen im Bereich des aktiven und passiven Bewegungsapparates, wobei insbesondere die verschiedenen Rückenleiden zu einer neuen Volkskrankheit geworden sind.

Spielten Rückenschmerzen also in der medizinischen Literatur des späten 19. und frühen 20. Jahrhunderts keine Rolle, so sind sie sowie weitere Erkrankungen im Bereich der Wirbelsäule heute eine massive epidemiologische, medizinische und gesundheitsökonomische Herausforderung.

Nach der Gesundheitsberichterstattung des Bundes (2012) geben je nach Region rund 32% bis 49% der Bundesbürger an, zum aktuellen Zeitpunkt Rückenschmerzen zu haben (Stichtagsprävalenz). Nach dem selben Bericht, geben zwischen 74% bis sogar 85% der Befragten an, davon mindestens schon einmal betroffen gewesen zu sein (Lebenszeitprävalenz).

Dieser Bericht macht deutlich, dass Rückenschmerzen in Deutschland sehr weit verbreitet sind und praktisch jeder Bundesbürger mindestens einmal im Verlauf seines Lebens darunter leidet.

Charakteristisch für Rückenschmerzen ist, dass sie in den allermeisten Fällen (bei ca. 80 bis 90% der Betroffenen) zunächst spontan, d. h. auch ohne medizinische Interventionen, innerhalb von 4 bis 6 Wochen wieder abklingen. Rund zwei Drittel der Personen mit Rückenbeschwerden erleiden jedoch in der Folgezeit weitere Schmerzepisoden, so dass man davon ausgehen kann, dass früher aufgetretene Rückenbeschwerden ein wichtiger Risikofaktor für das zukünftige Auftreten von Rückenschmerzen sind.

Eine reine Primärprävention zur Vermeidung von Rückenbeschwerden ist vor diesem Hintergrund nahezu unmöglich. Vielmehr muss es innerhalb der bestehenden Konzepte darum gehen, eine Chronifizierung der Beschwerden zu verhindern und die Ausbildung individueller Strategien zum Umgang mit bzw. zur Bewältigung von Beschwerden zu fördern.

Obwohl Rückenschmerzen in Deutschland weit verbreitet sind, bleiben die eigentlichen Ursachen häufig unklar und sind auch durch modernste Untersuchungstechniken und bildgebende Verfahren oft nicht eindeutig zu identifizieren. Eindeutige Befunde wie z. B. Bandscheibenvorfälle oder andere, durch Infektionen, Brüche oder rheumatische Erkrankungen hervorgerufene strukturelle Veränderungen der Wirbelsäule können nur in etwa 15 bis 20% der Fälle diagnostiziert werden. Die weitaus größere Zahl der Patienten leidet an sogenannten unspezifischen Rückenbeschwerden, bei denen keine eindeutige Diagnose gestellt werden kann (vgl. Lühmann & Schmidt, 2007).

1.2 Rückenbeschwerden und ihre Ursachen

Aufgrund der hohen Fallzahlen an unspezifischen Rückenbeschwerden sind die Risikofaktoren für die Entstehung bzw. Chronifizierung von Rückenschmerzen nach heutigem Kenntnisstand nicht eindeutig zu klassifizieren.
Man geht jedoch davon aus, dass ein komplexes Zusammenspiel unterschiedlicher Parameter aus sozialen, psychologischen, arbeitsplatzbezogenen und individuellen Einflüssen verantwortlich ist, wobei jeder einzelne Parameter für sich noch keine Aussage über das Auftreten von Rückenbeschwerden zulässt.

Häufig sind die Ursachen der Erkrankung eng mit den Lebens- und Arbeitsbedingungen bzw. unserem Lebensstil verbunden. Von großer Bedeutung ist in diesem Zusammenhang der Bewegungsmangel im Alltag.

Infolge der fortschreitenden Industrialisierung, Automatisierung und Technisierung vieler Arbeitsabläufe wird der Mensch in vielen Berufen körperlich weniger gefordert. Auch im privaten Alltag sind körperliche Arbeit und Bewegung weitgehend durch technische Geräte ersetzt worden. Autos, Aufzüge und Rolltreppen nehmen uns häufig sogar die eigene Fortbewegung ab. Hinzu kommen in vielen Berufen monotone und einseitige körperliche Belastungen (z. B. Heben und Bücken bei Material- oder Patientenbewegungen).

Laut DKV-Report (2015) sitzt der Bundesbürger im Tagesdurchschnitt ca. 7,5 Stunden. Und auch das Aktivitätsniveau bei sitzender Tätigkeit hat sich mittlerweile auf 1500 Schritte am Tag reduziert. Die Aktivitätsempfehlungen der WHO (2011) von

150 Minuten pro Woche, bei moderater bis intensiver körperlicher Anstrengung, erreichen in Deutschland nur wenige Menschen.

Demnach definiert auch die WHO in ihrem Statusreport bereits 2011 mehr als 60% der Weltbevölkerung als inaktiv und schreibt 3,2 Mio. Todesfälle pro Jahr den Folgen von Bewegungsmangel zu.

Tabelle 1: Risikofaktoren für das Auftreten oder die Chronifizierung von Rückenbeschwerden (modifiziert nach Pfeiffer. 2007)

Risikofaktorstatus: wahrscheinlich	Risikofaktorstatus: unwahrscheinlich
Soziale Einflussfaktoren	
▸ Schichtzugehörigkeit ▸ Ausbildungsniveau	▸ Kultureller Hintergrund ▸ Familiärer und sozialer Rückhalt ▸ Arbeitslosigkeit
Psychologische Einflussfaktoren	
▸ Depressionen ▸ Psychische Beeinträchtigungen (Distress) ▸ Furchtvermeidungsdenken ▸ Katastrophisierung ▸ Sexueller und körperlicher Missbrauch	▸ Intelligenz und Persönlichkeitsmerkmale
Individuelle Einflussfaktoren	
▸ Vorangegangene Rückenschmerzen ▸ Beeinträchtigende Komorbidität ▸ Bewegungsmangel ▸ Rauchen	▸ Alter ▸ Geschlecht ▸ Körpergröße
Arbeitsplatzbezogene Einflussfaktoren	
▸ Ganzkörpervibration ▸ Bücken und Drehen ▸ Material- bzw. Patientenbewegung (Heben, Tragen, Ziehen, Schieben) ▸ Psychosoziale Arbeitsplatzbelastung (Arbeitszufriedenheit, mangelnde soziale Unterstützung am Arbeitsplatz)	▸ Sitzende Tätigkeiten

Körperliche Inaktivität ist somit ein zentraler und massiver Risikofaktor für das Auftreten vieler gesundheitlicher Probleme der modernen Zeit, insbesondere im Kontext von Rückenbeschwerden.

Neben diesen physischen Determinanten stellen aber auch zunehmend die psychischen Belastungen im Alltag oder am Arbeitsplatz eine wichtige Ursache vieler Beschwerden dar. Mentale und emotionale Einflüsse oder private sowie beruflich bedingte Stresssituationen übertragen sich häufig auf den Körper und lösen dort vermehrt z. B. schmerzhafte Verspannungen, Kopfschmerzen oder Magenbeschwerden aus.

Einen umfassenden Überblick der Risikofaktoren sowie deren Qualifizierung im Kontext von Rückenbeschwerden gibt Tabelle 1.

1.3 Der Umgang mit Rückenbeschwerden

Entscheidend im Umgang mit Rückenbeschwerden ist die Entwicklung eines Gesundheitsbewusstseins und damit verbunden, die aktive Übernahme der persönlichen Verantwortung für die positive Beeinflussung der eigenen Gesundheit. Viele Menschen verlagern jedoch genau diese Verantwortung auf externe Institutionen. So wird auf die Frage, warum man keinen Rückenkurs besucht, häufig wie folgt geantwortet:

„Der Arzt verschreibt mir ja keinen Rehasport mehr."
„Die Krankenkasse bezahlt mir keine Kurse mehr."

Darüber hinaus fehlt häufig auch der Glaube an das Entwicklungspotenzial der Gesundheit durch gesundheitssportliche Bewegungsansätze:

„Ich habe schon so lange Beschwerden und nichts hilft mir."
„In meiner Familie haben alle Rückenschmerzen, das muss ich wohl so akzeptieren."

Und so gehören Rückenbeschwerden zum Alltag der deutschen Bevölkerung. Sie kommen und gehen, der Arzt verordnet Krankengymnastik, verschreibt Medikamente oder gibt eine Spritze, der Patient schont sich und so wie die Beschwerden gekommen sind, so verschwinden sie auch wieder innerhalb der nächsten vier bis sechs Wochen. Rückenschmerzen haben sich etabliert und werden wie eine normale Erkältung akzeptiert.

Doch genau hier gilt es den Hebel anzusetzen und die Lethargie im Umgang mit der Volkskrankheit Rückenschmerzen aufzubrechen.

Helfen können dabei die psychosozialen Gesundheitsressourcen. Diese beschreiben die emotionalen, kognitiven und sozialen Potenziale, die der Mensch bewusst oder unbewusst einsetzt, um seine Lebensqualität und seine Gesundheit zu verbessern.
Darüber hinaus unterstützen sie bei der Bewältigung von gesundheitlichen Belastungen, wie z. B. Alltagsbelastungen, Beschwerden, Missbefinden oder sozialen Konflikten.
Somit versetzen sie den Menschen in die Lage, seine physische und psychische Gesundheit aktiv, bewusst und eigeninitiativ zu beeinflussen und im Idealfall zu verbessern.

Folgende psychosozialen Gesundheitsressourcen werden unterschieden:

Stimmung

Die Stimmung in ihren positiven sowie negativen Erscheinungsformen zählt zu den entscheidenden Einflussgrößen auf das emotionale Wohlbefinden. Daher ist es erforderlich, im Rahmen eines subjektiven Stimmungsmanagements die positiven Aspekte (z. B. gute Laune, Motivation, Ruhe etc.) zu verstärken sowie die negativen (z. B. Ärger, Wut, Trauer, etc.) zu reduzieren. Primäres Ziel sollte es dabei sein, ein ausgewogenes Verhältnis in Form eines Stimmungsgleichgewichtes zu erreichen. Da diese Prozesse meist unbewusst ablaufen, verläuft auch die Steuerung der Stimmung häufig unterschwellig.

Wissen

Das Wissen um die korrekte Ausführung einer bestimmten Übung im Training und deren Auswirkung auf den menschlichen Körper und somit auf die Gesundheit ist ein weiterer wesentlicher Faktor im Bereich der psychosozialen Komponente. Man unterscheidet dabei nach Handlungs- und Effektwissen.
Das Handlungswissen bezieht sich dabei auf die Grundlagen sportlicher Aktivitäten im Hinblick auf technische Bewegungsausführung, Belastungsdosierung oder Art und Umfang der Belastung.
Das Effektwissen hingegen vermittelt Informationen über mögliche Anpassungen des Körpers auf Training und schafft somit ein Grundverständnis dafür, warum Sport gesund sein kann.

Körperkonzept

Jeder Mensch hat eine subjektive Wahrnehmung – zwangsläufig verbunden mit einer subjektiven Bewertung – seines eigenen Körpers in Bezug auf Aussehen sowie geistige und körperliche Leistungsfähigkeit.

Dabei erklärt es sich beinahe von selbst, dass Menschen mit einem positiven Körperkonzept auch tendenziell eher positiv eingestellt sind. Dem Sport kommt dabei eine besondere Bedeutung zu, gibt er doch Gelegenheit, die hierfür notwendigen Erfolgserlebnisse bzw. positiven Körperwahrnehmungsprozesse zu schaffen.

Kompetenzerwartung

Zum selbstsicheren Umgang mit neuen oder bekannten Anforderungen des Sports sowie auch des Alltags ist es notwendig, Vertrauen in die eigenen Fähigkeiten zu entwickeln. Dies ist gerade im Gesundheitssport besonders wichtig, da gerade in diesem Zusammenhang kleinere gesundheitliche Probleme dazu führen können, schnell aufzugeben oder gar nicht erst zu beginnen.

Soziale Bindung

Eng mit dem Erfolg einer Gruppe im Gesundheitssport verbunden ist die Tatsache, dass jeder einzelne Teilnehmer sich in der Gruppe wohl fühlt. Dazu ist es u. a. wichtig, dass soziale Kontakte geknüpft werden und der Spaß an der Bewegung gemeinsam in einer Gruppe Gleichgesinnter erlebt wird.

2 Grundsätzliche Hinweise zum Training bei Rückenbeschwerden

Da die Ursachen von Rückenbeschwerden, wie beschrieben, mannigfaltig sind und aus unterschiedlichen Einflussfaktoren bestehen, bedarf es im konzeptionellen Rückentraining eines ganzheitlichen Ansatzes, um den modernen und medizinischen Ansprüchen, die an ein entsprechendes Training gerichtet werden, gerecht zu werden.

Insbesondere den physischen Trainingsinhalten (Training der konditionellen Fähigkeiten) sowie psychischen Ansätzen (Elemente der Körperwahrnehmung und Entspannung) kommt dabei eine besondere Bedeutung zu.

2.1 Inhalte modernen Rückentrainings

Modernes Rückentraining zur Reduzierung oder Vermeidung von Beschwerden ist vor dem zuvor beschriebenen Hintergrund sehr komplex und sollte grundsätzlich folgende Inhalte berücksichtigen.

Dabei stehen die einzelnen Komponenten gleichwertig nebeneinander und sollten im Trainingsumfang auch entsprechend berücksichtigt werden.

Nachfolgend werden die einzelnen Komponenten beschrieben, die auch in der praktischen Umsetzung im Gesundheitssport den Schwerpunkt bilden:

Physischer Ansatz		Psychischer Ansatz
Training konditioneller Fähigkeiten		Prozesse der Entspannung
Mobilisation	Koordination	Aktive + passive Entspannung
Kraft	Beweglichkeit	Körperwahrnehmung

Abbildung 1: Inhalte modernen Rückentrainings nach dem ganzheitlichen Ansatz

Mobilisation

Übungen der Mobilisation gehören grundsätzlich nicht zu den konditionellen Fähigkeiten, werden aber in Bezug auf das Rückentraining dem physischen Ansatz zugeordnet.
Dabei handelt es sich um Bewegungen, die den passiven Bewegungsapparat (z. B. Gelenke und Wirbelsäule) in Bewegung bringen. Dies ist besonders im Anschluss an Schmerzepisoden wichtig, da danach meist der Bewegungsradius im entsprechenden Bereich eingeschränkt ist. Gleichzeitig dienen Mobilisationsübungen der Vorbereitung auf Inhalte des Koordinations- oder Krafttrainings. Darüber hinaus können sie zwischen einzelnen Übungen zur aktiven Erholung genutzt werden.

Koordination

Das Training der Koordination ist ein wesentlicher Bestandteil des modernen Rückentrainings. Das ökonomische Zusammenspiel einzelner Muskelgruppen steht dabei ebenso im Blickpunkt wie die exakte Koordination von Teilbewegungen bei komplexen oder rhythmischen Bewegungsabläufen. Darüber hinaus geht es um den Erhalt bzw. die Entwicklung von Gleichgewicht und Bewegungssicherheit und somit um die kompetente Bewältigung des Alltags.

Kraft

Im Bereich der Kraft geht es einerseits um den Erhalt sowie die Verbesserung des Stütz-, Halte- und Bewegungsapparates, wobei der Rumpfmuskulatur eine besondere Bedeutung im Rückentraining zukommt. Andererseits werden aber auch die gelenkstabilisierenden Muskelgruppen der oberen und unteren Extremitäten gekräftigt. Vor dem Hintergrund, dass dies in der Regel auch die Muskelgruppen sind, die zur Abschwächung neigen und daher vornehmlich gekräftigt werden müssen, kommt dem Training der Kraftfähigkeit im Gesundheitssport eine wesentliche Rolle zu.
Inhaltlich geht es dabei um das statische Halten bzw. dynamische Überwinden von Widerständen und zielt auf ein ausgewogenes Ganzkörpertraining ab. Im Mittelpunkt stehen dabei zunächst Trainingsinhalte der Kraftausdauer, die später dann gezielt und dosiert in leichten Muskelaufbau übergehen können, um individuell optimale Kraftverhältnisse zu schaffen.
Hinzu kommen die positiven Auswirkungen auf den passiven Bewegungsapparat, wo durch den Wechsel von Druck- und Zugbelastungen immer wieder auch Auf- und Umbauprozesse in Knorpel- sowie Knochenstrukturen zu beobachten sind.

Beweglichkeit

Das Training der Dehnfähigkeit zielt zum einen auf den allgemeinen Erhalt sowie die Verbesserung der Beweglichkeit. Zum anderen geht es um den Ausgleich neuromuskulärer Dysbalancen, welche immer wieder auch Ursachen vieler körperlicher Probleme oder Beschwerden sein können. Ähnlich dem Training der Kraftfähigkeit, werden hierbei die Muskeln des Stütz-, Halte- und Bewegungsapparates gedehnt.
Gerade im modernen Rückentraining erlebt das Muskellängentraining gerade eine Renaissance und trägt vor allem im Bereich der hinteren Oberschenkel und des unteren Rückens zu Schmerzlinderung oder gar Beschwerdefreiheit bei.

Aktive und passive Entspannung

Inhalte der aktiven und passiven Entspannung ergänzen im modernen Rückentraining das Training der konditionellen Fähigkeiten und bieten den Menschen im stressigen Alltag immer wieder Raum zur körperlichen und kognitiven Regeneration.
Dabei muss man grundsätzlich zwischen den aktiven und passiven Entspannungsmethoden unterscheiden.
Bei den aktiven Entspannungsmethoden ist der Übende direkt und somit auch aktiv an den Prozessen der Entspannung beteiligt. Hierzu zählen Inhalte der progressiven Muskelentspannung oder der Atementspannung und eignen sich eher für den aktiven, agilen Typ Mensch.
Die passiven Entspannungsmethoden beteiligen den Übenden hingegen nur indirekt. Autogenes Training, Formen der Massage oder Körperreisen sind Beispiele hierfür, die eher für den passiven, gemütlichen Typ Mensch geeignet sind.

Körperwahrnehmung

Sich dem eigenen Körper bewusst zu sein und dabei die körperliche Haltung oder Spannungszustände der Muskulatur zu spüren, ist vielen Menschen im schnelllebigen modernen Alltag häufig verloren gegangen.
Somit werden im Rückentraining immer wieder die Aufmerksamkeiten auf diese Punkte bewusst gelenkt, um einerseits Körperhaltung und Muskelspannung wahrzunehmen und anderseits dann auch entsprechend gegensteuern zu können.

3 Bevor Sie beginnen

Die praktischen „Hausaufgaben" im nachfolgenden Kapitel 4, wurden unter besonderer Berücksichtigung aktueller sportmedizinischer und -wissenschaftlicher Erkenntnisse ausgewählt und ermöglichen ein effektives und problemloses Rückentraining. Um jedoch mögliche Schwerpunkte des Trainings oder eventuelle Einschränkungen berücksichtigen zu können, sollte zuvor der behandelnde Arzt oder Therapeut kontaktiert werden.
Darüber hinaus sollten für das Training einige grundsätzliche oder auch vorbereitende Dinge beachtet werden, die nachfolgend beschrieben werden.

3.1 Der Übungsplatz

Richten Sie sich einen sicheren Übungsplatz ein. Dabei gilt es, einige Punkte zu berücksichtigen:

1. Der Übungsplatz sollte leicht erreichbar und begehbar sein. Räumen Sie Hindernisse zur Seite, die ein Gefahrenpotenzial in sich bergen.

2. Achten Sie auf ausreichend Platz für die Durchführung der Übungen.

3. Besorgen Sie sich eine weiche Unterlage, auf der Sie mögliche Bodenübungen bequem durchführen können. Hierzu eignet sich insbesondere eine entsprechende Turnmatte.

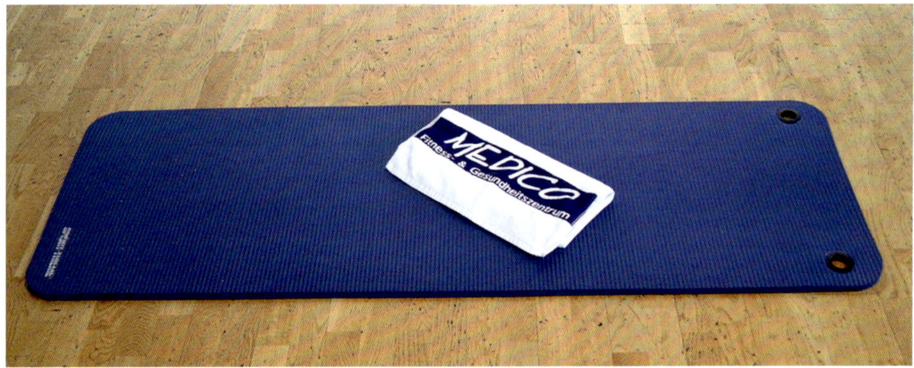

Abbildung 2: Die optimale Gestaltung des Übungsplatzes

4. Legen Sie ein großes Handtuch bereit, welches Sie ggfs. als Unterlage oder auch in zusammengerollter Form als Polster für den Nackenbereich oder die Kniekehlen nutzen können.

5. Sorgen Sie für ausreichend Beleuchtung am Übungsplatz.

6. Stellen Sie eine für Sie angenehme Raumtemperatur ein, bei der Sie sich gerne bewegen wollen.

7. Trainieren Sie anfangs nicht alleine! Üben Sie zusammen mit einem Trainingspartner, der zum Beispiel so lange auf die richtige Haltung oder die korrekte Übungsdurchführung achtet, bis Sie Bewegungserfahrungen und eine gewisse Übungssicherheit entwickelt haben.

3.2 Ausführung der Übungen

Grundsätzlich gilt, die Übungen anhand der Beschreibungen in einem selbst gewählten, ruhigen und langsamen Tempo und in einem eigenen Rhythmus durchzuführen. Dies führt zu einem subjektiven Wohlbefinden innerhalb der Übungsdurchführung und vermeidet die Gefahr von Über- oder Unterforderung. Dabei wird die Übungsbelastung idealerweise als moderat bis intensiv empfunden. Durch gezielte Lenkung der Wahrnehmung auf die beschriebenen Effekte der Übungen, können diese besser nachvollzogen und so später eigenständig durchgeführt werden.

Nach Durchführung einer Übung in den entsprechenden Wiederholungszahlen erfolgt jeweils eine Lockerung oder die Durchführung einer Mobilisationsübung. Dies unterstützt die aktive Erholung und trägt ebenfalls dazu bei, sich vor allem zu Beginn, nicht zu viel zuzumuten.

Weiterhin ist darauf zu achten, dass während der Übungen gleichmäßig und konstant weiter ein- und ausgeatmet wird und der Atem nicht angehalten oder gegen den geschlossenen Mund gepresst wird. Bei höheren Kraftanstrengungen kann man sich daran orientieren, in der Belastungsphase durch den Mund aus- und in der Entlastungsphase durch die Nase einzuatmen.

Abschließend empfiehlt es sich, dass Bewegungsausmaß einzelner Übungen dem aktuellen Empfinden bzw. der Gesundheitssituation anzupassen. Demnach können die gleichen Bewegungen einer Übung bei unterschiedlicher Tagesform mal mehr oder mal weniger umfangreich sein.

3.3 Belastungsempfehlungen zum idealen Rückentraining

Zur Schaffung idealer Bedingungen im Rückentraining und zur effektiven Vermittlung der verschiedenen Inhalte, werden die Übungen unter trainingswissenschaftlichen Gesichtspunkten strukturiert. Die nachfolgende Tabelle beschreibt in diesem Zusammenhang die zu berücksichtigenden Belastungsparameter, die sowohl für das Koordinations-, Kraft- als auch das Beweglichkeitstraining gültig sind:

Tabelle 2: Beschreibung der Belastungssituation im modernen Rückentraining

Belastungs-parameter	Beschreibung	Methodische Empfehlung
Intensität	Die Belastungsintensität wird über die subjektiv empfundene Belastung definiert und ist abhängig von der individuellen Wahrnehmung.	In Bezug auf die Ziele des Rückentrainings, liegt die Belastungsempfehlung in Anlehnung an die Dosis-Wirkungs-Beziehung im subjektiven Bereich von **moderat bis intensiv**. Dies entspricht einer objektiven Belastung von **50 bis 75 Prozent** der maximalen Leistungsfähigkeit.
Dauer	Die zeitliche Einheit jeder Übung beschreibt die Belastungsdauer. Sie definiert, wie lange eine Übung umgesetzt wird bzw. wie viele Wiederholungen einer Übung innerhalb des Durchganges ausgeführt werden.	In Anlehnung an ein Kraftausdauer-Training werden innerhalb eines Durchganges zwischen **15 bis 25 Wiederholungen** durchgeführt. Dies entspricht einer zeitlichen Dauer von etwa **30 bis 45 Sekunden.**
Umfang	Der Umfang einer Belastung wird über die Häufigkeit der einzelnen Durchgänge einer Übung pro Trainingseinheit definiert.	Im modernen Rückentraining werden **1 bis 3 Durchgänge** pro Übung empfohlen. Die Effektivität der Übung steigt dabei mit der Anzahl der Durchgänge leicht an.
Dichte	Als Belastungsdichte wird die Pausenlänge zwischen den Durchgängen einer Übung beschrieben.	Um eine ausreichende Erholung zwischen den einzelnen Durchgängen einer Übung zu gewährleisten, liegt die Pausenlänge **zwischen 45 und 60 Sekunden.**

Zusätzlich zu diesen Belastungsempfehlungen ist darauf zu achten, dass das Rückentraining langfristig und regelmäßig **2 bis 4x/Woche** durchgeführt wird.

3.4 Wann sollten Sie üben und wann nicht?

Grundsätzlich richten sich die „Hausaufgaben" insbesondere an Erwachsene mit

- Bewegungsmangel (< 150 Min. moderate bis intensive Belastung/Woche).
- Risiken für das Auftreten bzw. die Chronifizierung von Rückenbeschwerden (vgl. Tab. 1).
- Besonderen Belastungen des Haltungs- und Bewegungsapparates (z. B. sitzende, einseitige, monotone bzw. körperlich belastende Tätigkeit).
- Schwach ausgeprägter Muskulatur und Haltungsfehlern.
- Bereits gelegentlich leichten aber noch nicht massiv behandlungsbedürftigen Rückenbeschwerden.
- Zurückliegenden Rückenschmerzepisoden, die zurzeit jedoch beschwerdefrei sind und potenziellen zukünftigen Beschwerden aktiv entgegenwirken wollen.

Kontraindikationen, die unbedingt gegen eine Durchführung der „Hausaufgaben" sprechen, sind

- Akute und/oder schwere internistische Erkrankungen, insbesondere akute Herzinsuffizienz, schwere koronare Herzkrankheit, Infektionskrankheiten.
- Akute Krebserkrankungen.
- Akute schwerwiegende Beeinträchtigungen des Haltungs- und Bewegungsapparates, insbesondere schwere Skoliosen, schwere chronische Polyarthritis, akuter Bandscheibenprolaps oder Ischialgie, aktuelle Frakturen, Osteoporose im fortgeschrittenen Stadium.

Bei der Interpretation der Kontraindikationen ist grundsätzlich darauf zu achten, dass hier schwerwiegende akute Krankheitsverläufe ausgeschlossen werden, die im Normalfall der Einzeltherapie zugeführt werden.

Darüber hinaus wird empfohlen, die Übungen im ausgeruhten Zustand durchzuführen. Nehmen Sie sich für die Übungseinheiten ausreichend Zeit und lassen Sie sich nicht unter Zeitdruck setzen.

4 Übungsprogramm für Zuhause

Der nachfolgende Praxisteil stellt die eigentlichen „Hausaufgaben für Patienten mit Rückenbeschwerden" dar. Er beschreibt ein modernes und ganzheitliches Rückentraining ohne Geräte, welches sich problemlos in den normalen Alltag integrieren lässt.

Dabei zeigen die dargestellten Übungen in Wort und Bild, wie ohne großen Aufwand ein anspruchsvolles Ganzkörpertraining für den Rücken entsteht.

Dabei bietet die dargestellte Übungsauswahl einen Einblick in die Variationsmöglichkeiten, die möglich sind, ohne einen Anspruch auf Vollständigkeit zu erheben. Die präsentierten Übungen können so jederzeit auf der Basis eigener Erfahrungen variiert bzw. ergänzt werden.

Abschließend sei angemerkt, dass die beschriebenen Übungen grundsätzlich keinen therapeutischen Anspruch erheben.

Bevor auf die Beschreibung der Übungen eingegangen wird, werden zunächst elementare Ausgangsstellungen beschrieben, die sich im Training von Koordination und Gleichgewicht, Kraft und Beweglichkeit wiederfinden lassen.

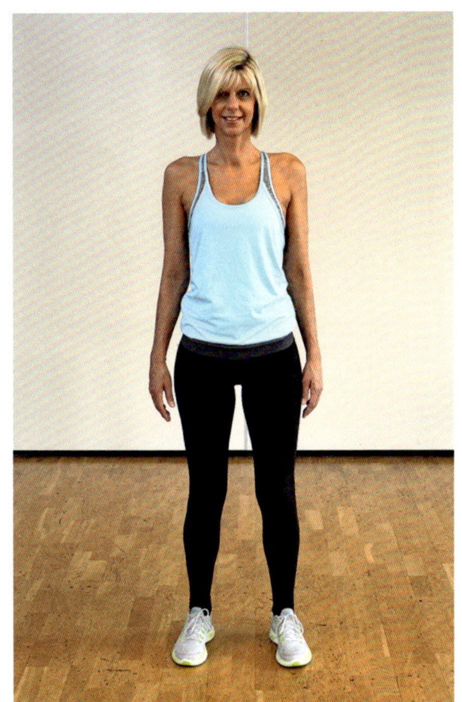

Parallelstand
Im Parallelstand sind die Füße hüftbreit aufgestellt und die Knie leicht gebeugt. Der Rücken wird gerade gehalten und der Blick ist geradeaus nach vorne gerichtet. Die Arme werden locker seitlich hängen gelassen.

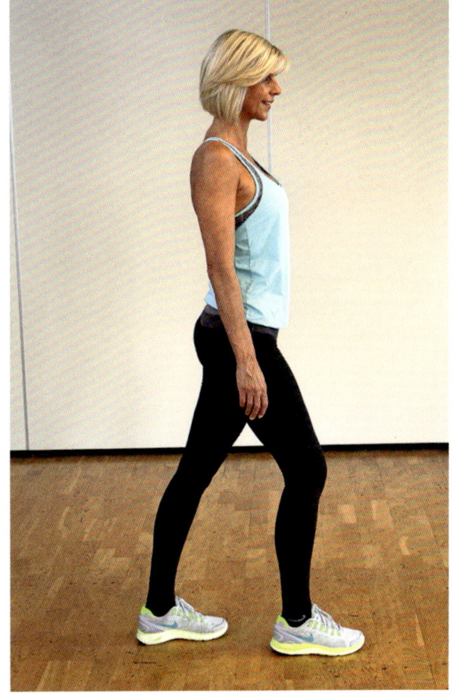

Schrittstellung
In der Schrittstellung ist das vordere Knie leicht gebeugt und das hintere Bein gestreckt. Der Rücken wird gerade gehalten und der Blick ist geradeaus nach vorne gerichtet. Die Fußspitzen zeigen dabei in Blickrichtung. Die Arme werden seitlich neben dem Körper hängen gelassen.

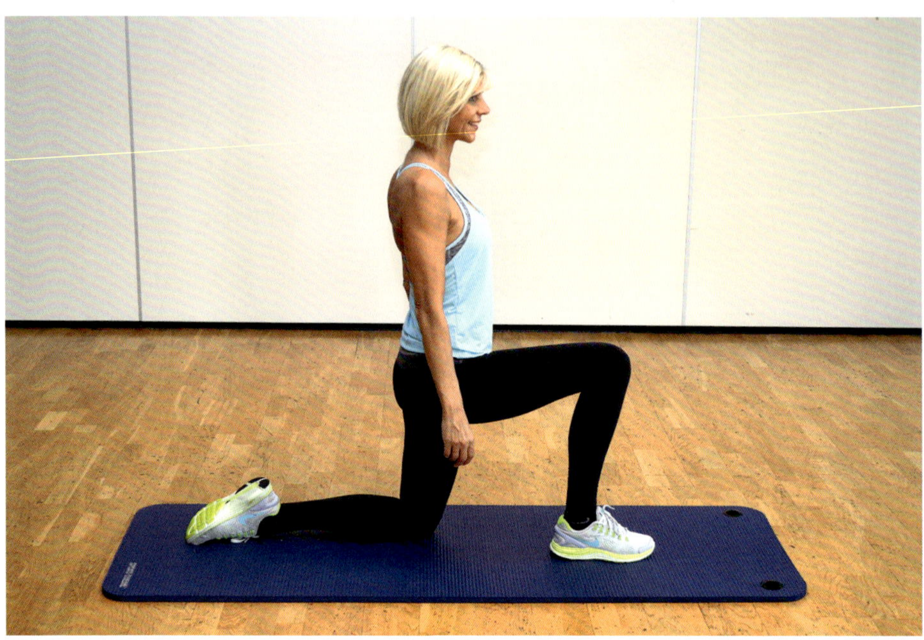

▲ **Einseitiger Kniestand**

Der einseitige Kniestand beschreibt einen Kniestand, bei dem ein Fuß soweit nach vorne aufgestellt wird, dass das Knie über dem Sprunggelenk gehalten wird.

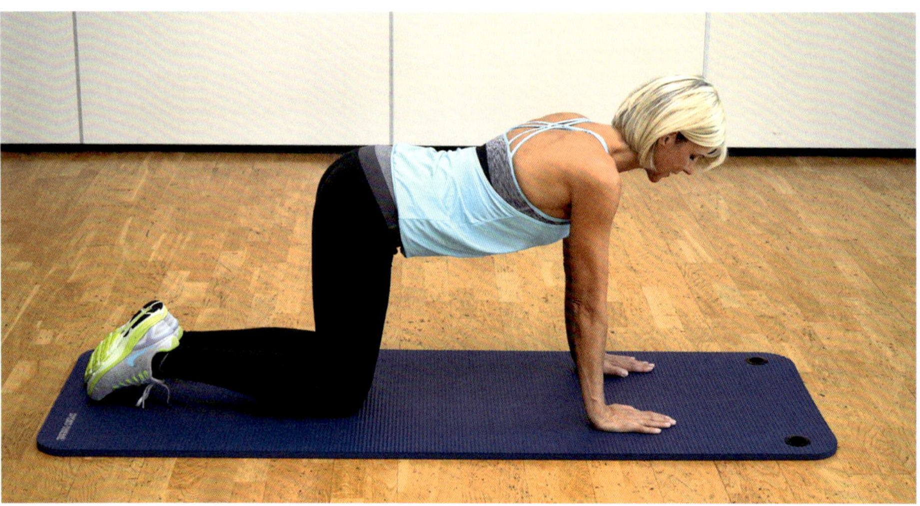

▲ **Vierfüßlerstand**

Im Vierfüßlerstand sind die Knie unterhalb der Hüften und die Hände unterhalb der Schultern auf der Matte aufgesetzt. Der Rücken wird gerade gehalten und der Blick geht geradeaus zur Matte.

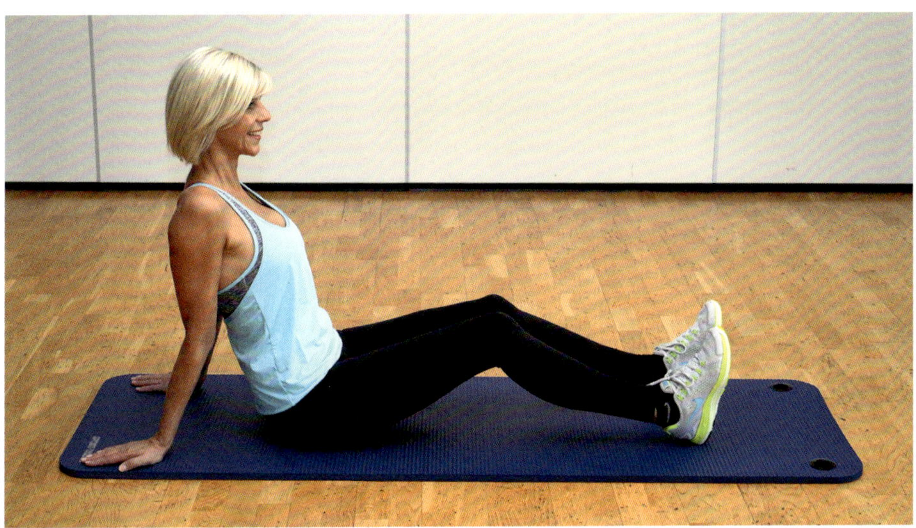

Sitzposition
In der Sitzposition sind die Füße mit einem kleinen Kniewinkel aufgestellt. Der Rücken wird gerade gehalten und der Blick ist geradeaus nach vorne gerichtet. Zur Entspannung des Oberkörpers werden die Hände auf die Matte aufgesetzt.

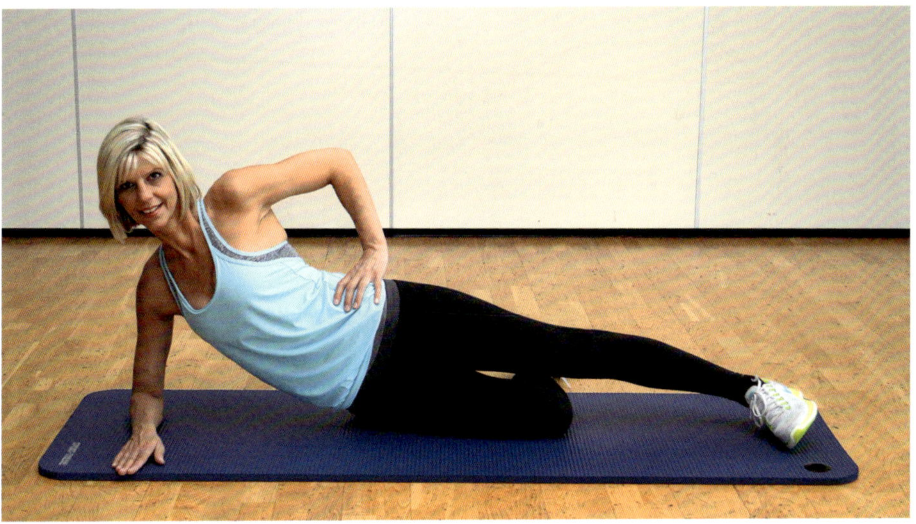

Seitlage
In der Seitlage wird der untere Ellbogen unterhalb der Schulter auf die Matte gestützt. Der Rücken wird gerade gehalten und die Beine werden in Verlängerung des Oberkörpers gebracht. Dabei ist das untere Knie 90° gewinkelt. Der Blick ist geradeaus nach vorne gerichtet.

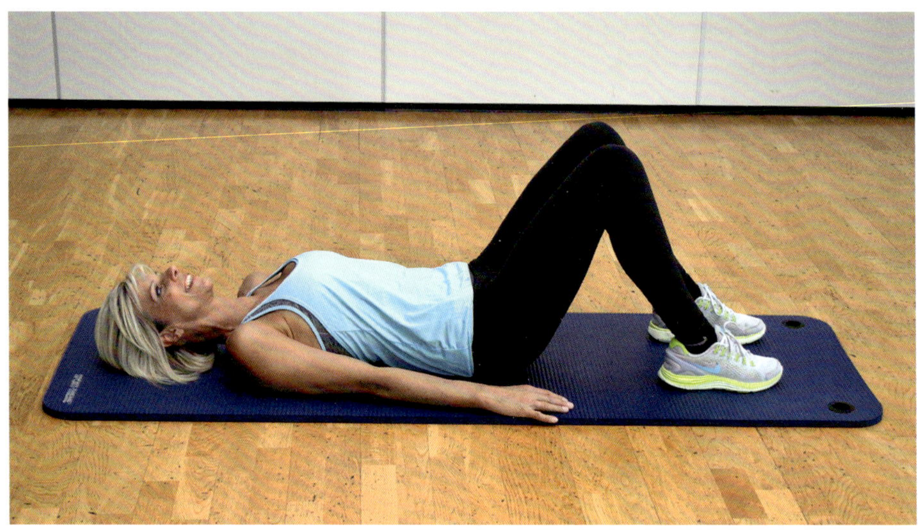

▲ **Rückenlage**
In der Rückenlage werden beide Füße hüftbreit so auf die Matte gestellt, dass die Knie etwa einen 90°-Winkel haben. Die Arme liegen seitlich neben dem Körper und der Blick ist geradeaus zur Decke gerichtet.

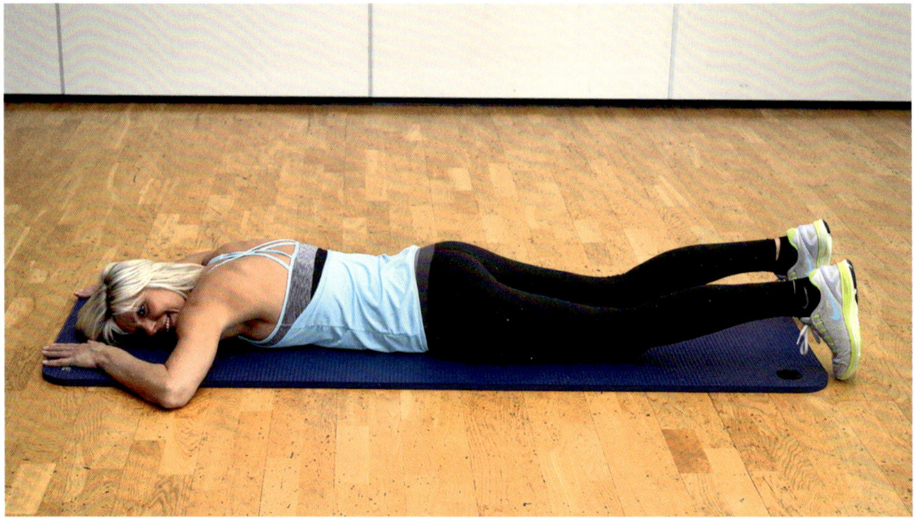

▲ **Bauchlage**
In der Bauchlage sind die Beine hüftbreit gestreckt, wobei die Fußspitzen und die Knie auf die Matte gestellt sind. Der Kopf ist abgelegt und die Arme liegen nach vorne gebeugt auf der Matte.

4.1 Übungen zur Mobilisation der Wirbelsäule

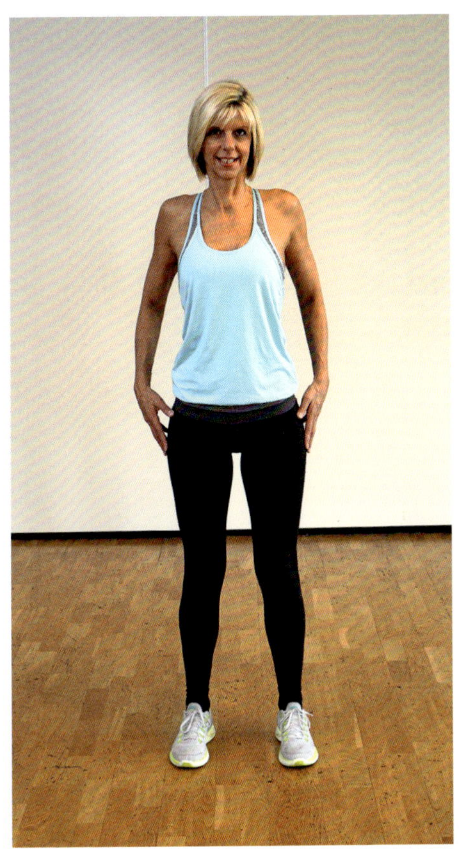

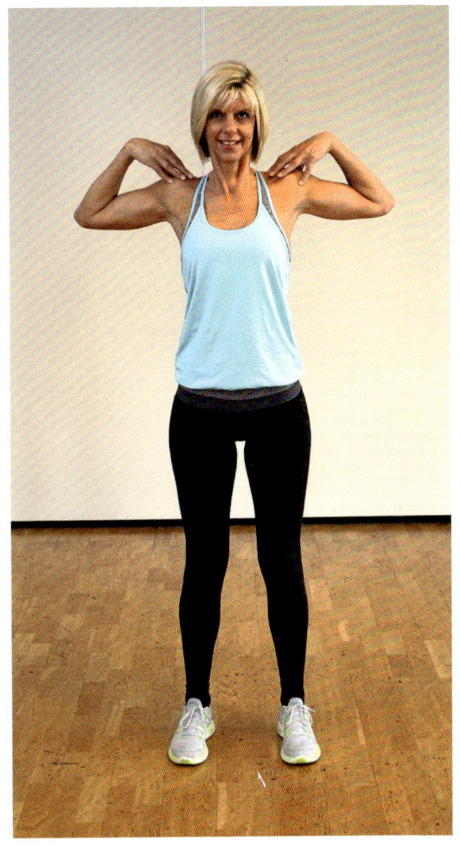

Übungsbeschreibung

Im **Parallelstand** werden die Schultern zunächst nach hinten gekreist. Nach 5 bis 10 Wiederholungen erfolgt ein Richtungswechsel.

Variante 1

Die Schultern wechselseitig kreisen lassen.

Variante 2

Im Parallelstand werden die Hände auf die Schultern gelegt, wobei die Ellbogen nach außen zeigen. Aus der Position heraus werden die Ellbogen um die Schultern gekreist.

Wirkung

Mobilisation der Schultern sowie des oberen Rückens.

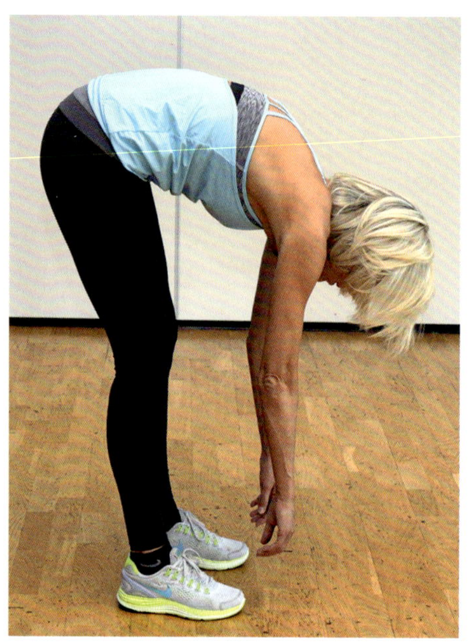

Übungsbeschreibung

Im **Parallelstand** wird der Oberkörper nach vorne fallen gelassen, wobei die Schultern und Arme zum Boden hin ausgelockert werden.
Anschließend rollt man sich langsam Wirbel für Wirbel wieder in den Stand auf.

Wirkung

Mobilisation der Wirbelsäule in der Vorneigung.

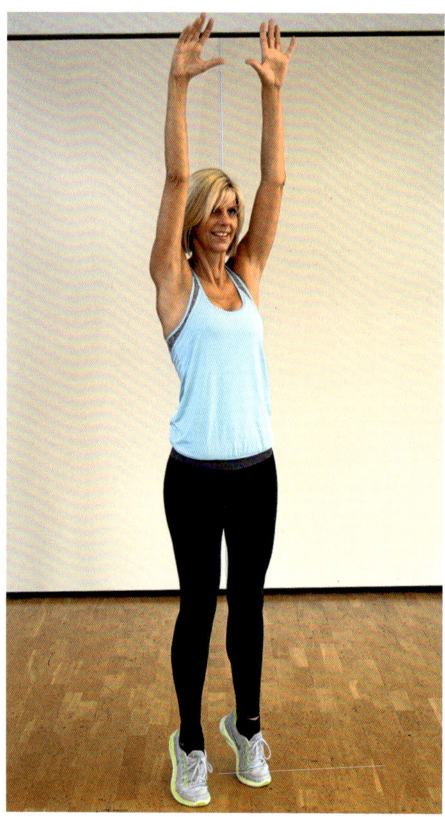

Übungsbeschreibung

Im **Parallelstand** werden die Arme zur Decke hoch gestreckt, wobei man sich auch auf die Zehenspitzen stellt.
Anschließend werden die Arme wieder neben den Körper fallen gelassen.

Wirkung

Mobilisation der Schultern sowie des oberen Rückens.

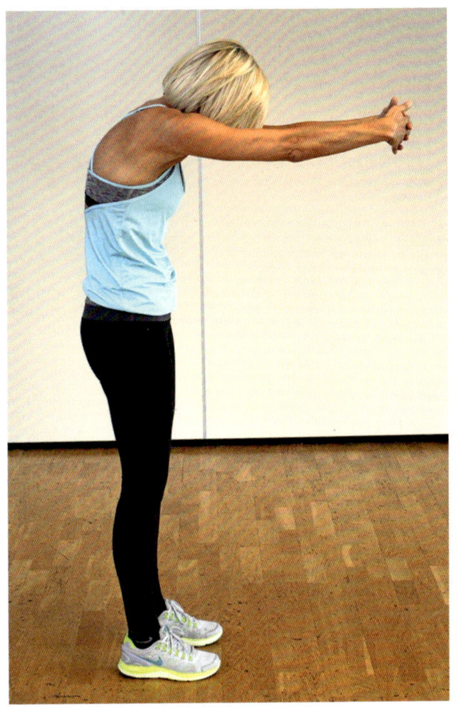

Übungsbeschreibung

Im **Parallelstand** werden die Arme auf Brusthöhe angehoben und weit nach vorne gestreckt. Dabei wird die Wirbelsäule zu einem Rundrücken geformt. Anschließend richtet man sich langsam wieder auf und senkt die Arme ab.

Wirkung

Mobilisation des oberen Rückens.

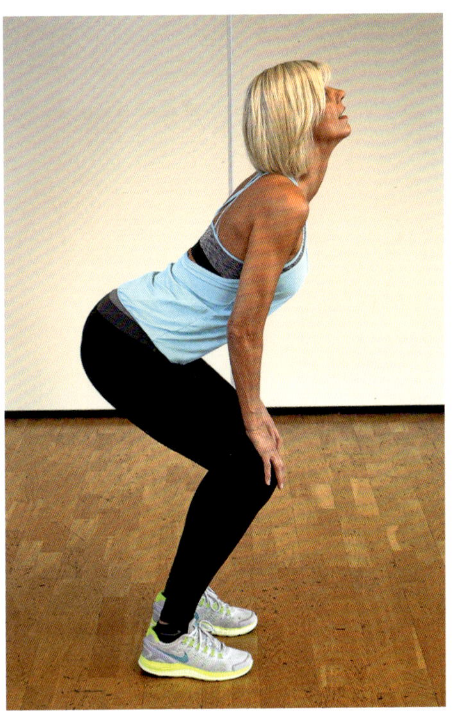

Übungsbeschreibung

Im **Parallelstand** werden die Knie etwas weiter gebeugt und die Hände auf die Knie aufgestützt. Dabei lässt man den Rücken durchhängen und hebt den Kopf in den Nacken an.
Anschließend streckt man den Rücken zur Decke hoch raus und zieht das Kinn zur Brust an.

Wirkung

Mobilisation der gesamten Wirbelsäule.

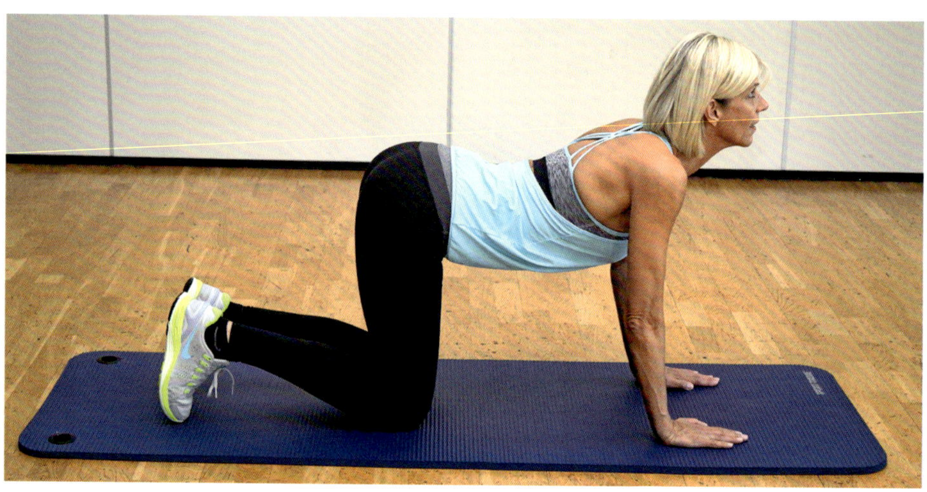

Übungsbeschreibung

Im **Vierfüßlerstand** lässt man den Rücken durchhängen und hebt den Kopf in den Nacken an. Anschließend streckt man den Rücken zur Decke hoch raus und zieht das Kinn zur Brust an.

Wirkung: Mobilisation der gesamten Wirbelsäule.

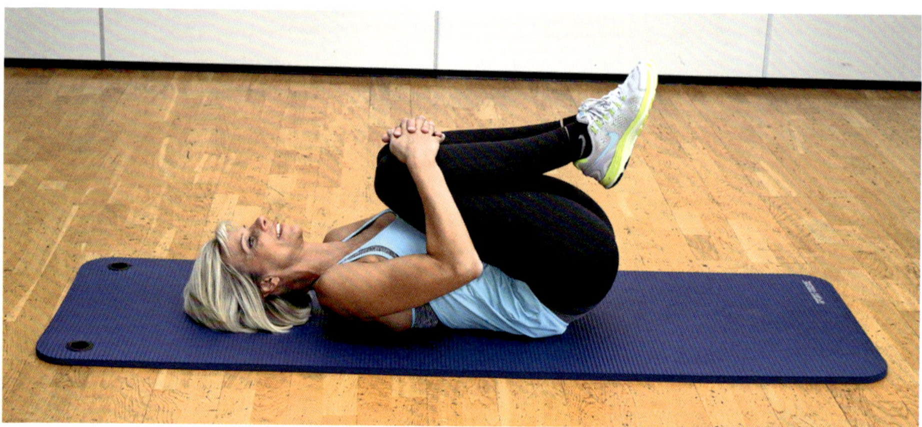

Übungsbeschreibung

In der **Rückenlage** werden die Knie zur Brust angezogen und mit beiden Armen umfasst. Anschließend lässt man die Knie um die Hüften kreisen. Nach 5–10 Wiederholungen erfolgt ein Richtungswechsel.

Wirkung: Mobilisation des unteren Rückens.

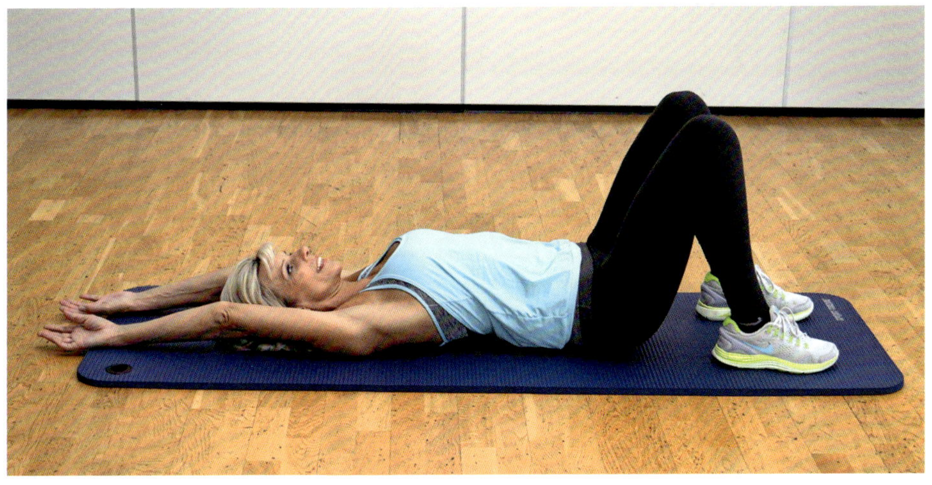

Übungsbeschreibung
In der **Rückenlage** werden beide Arme lang nach hinten gestreckt und neben dem Kopf auf die Matte aufgelegt.

Wirkung: Mobilisation der Schultern.

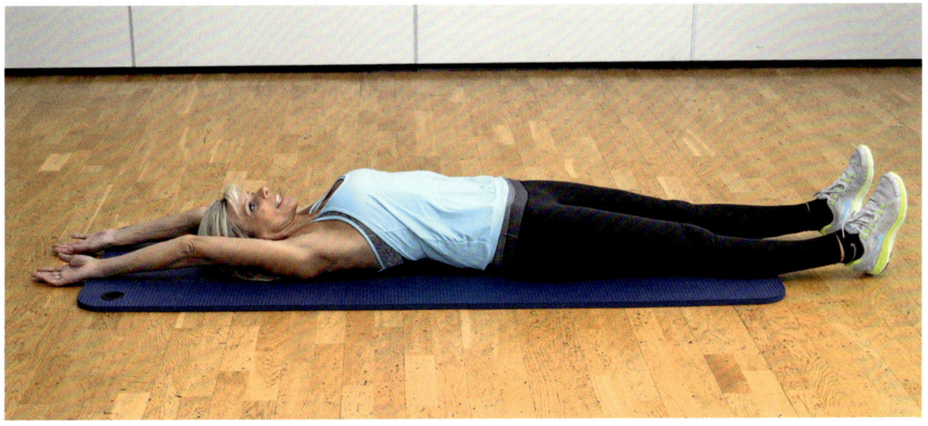

Übungsbeschreibung
In der **Rückenlage** werden beide Arme lang nach hinten gestreckt und neben dem Kopf auf die Matte aufgelegt. Anschließend werden beide Beine ebenfalls gestreckt und auf die Matte gelegt. So wird der gesamte Körper in Streckung gebracht.

Wirkung: Mobilisation der Schultern und der Wirbelsäule.

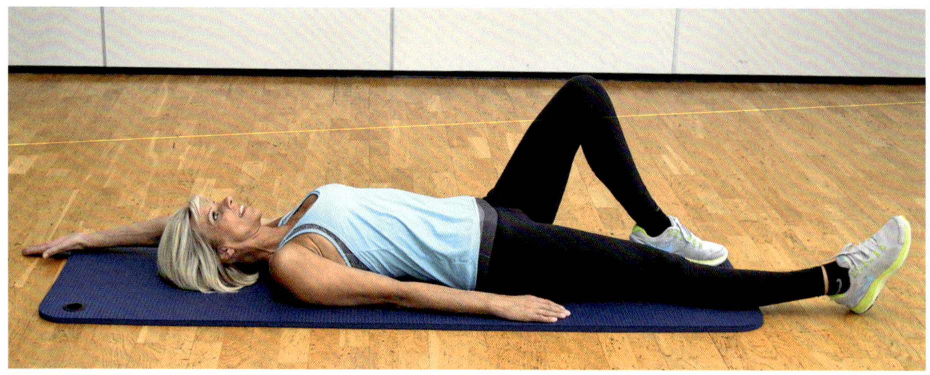

Übungsbeschreibung

In der **Rückenlage** wird der rechte Arm lang nach hinten gestreckt und neben dem Kopf auf die Matte aufgelegt. Anschließend wird das linke Bein ebenfalls gestreckt und auf die Matte gelegt. So wird der gesamte Körper über die Diagonale rechter Arm/linkes Bein in Streckung gebracht. Nach ein paar Sekunden erfolgt der Seitenwechsel.

Wirkung: Mobilisation der Schultern und der Wirbelsäule.

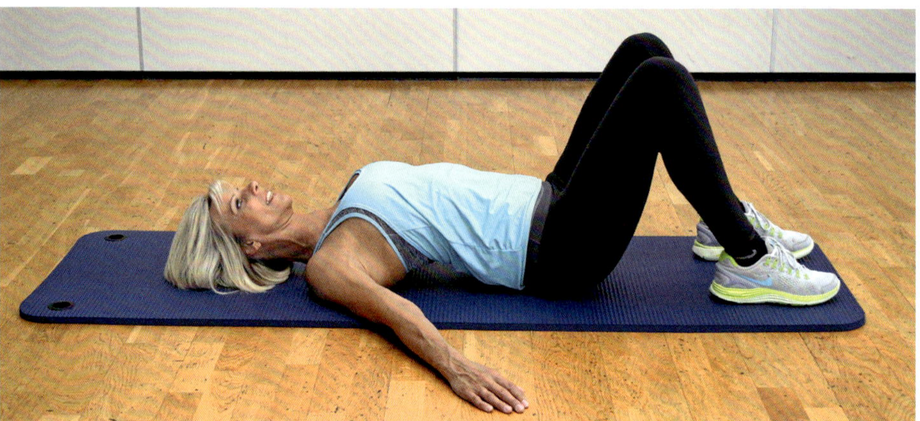

Übungsbeschreibung

In der **Rückenlage** wird die Lendenwirbelsäule langsam in eine Hohlkreuz-Position von der Matte angehoben. Anschließend wird die Lendenwirbelsäule in Form eines Flachrückens komplett auf die Matte abgesenkt. Das Anheben und Absenken der Lendenwirbelsäule ergibt einen Bewegungsrhythmus.

Wirkung: Mobilisation des unteren Rückens.

4.2 Übungen zum Erhalt und zur Verbesserung von Koordination und Gleichgewicht

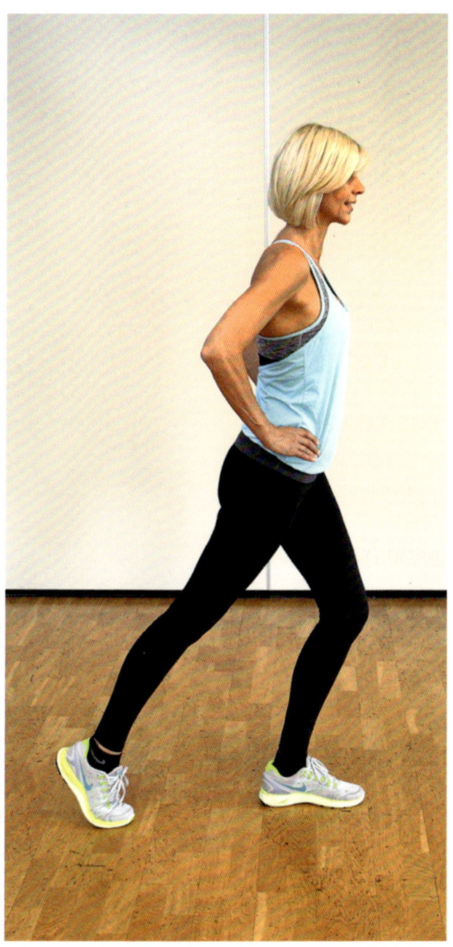

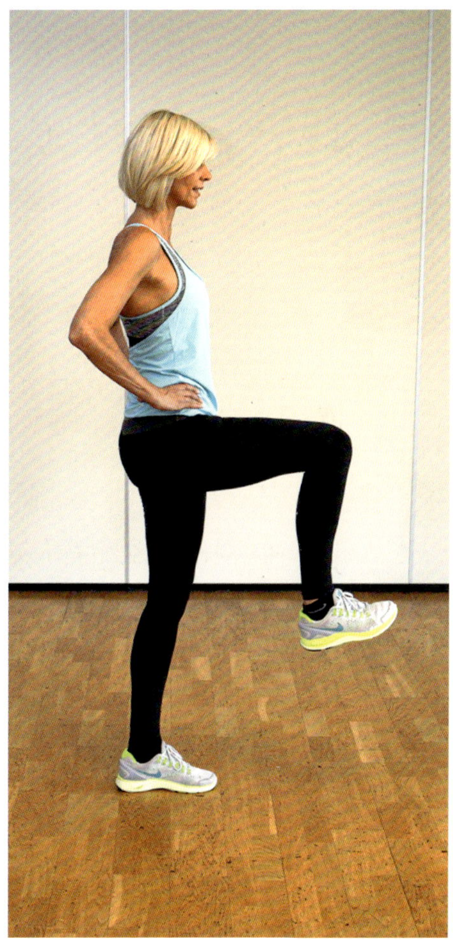

Übungsbeschreibung

In der Schrittstellung wird der hintere Fuß vom Boden gelöst und das Kniegelenk langsam und kontrolliert bis auf Hüfthöhe nach vorne zum Körper angezogen. Anschließend wird das Bein wieder langsam nach hinten abgesenkt, bis die Fußspitze in der Ausgangsposition den Boden wieder berührt.
Das Anheben und Absenken des hinteren Beins ergibt einen Bewegungsrhythmus.

Wirkung

Training von Koordination und Gleichgewicht unter Berücksichtigung der Ganzkörperspannung.

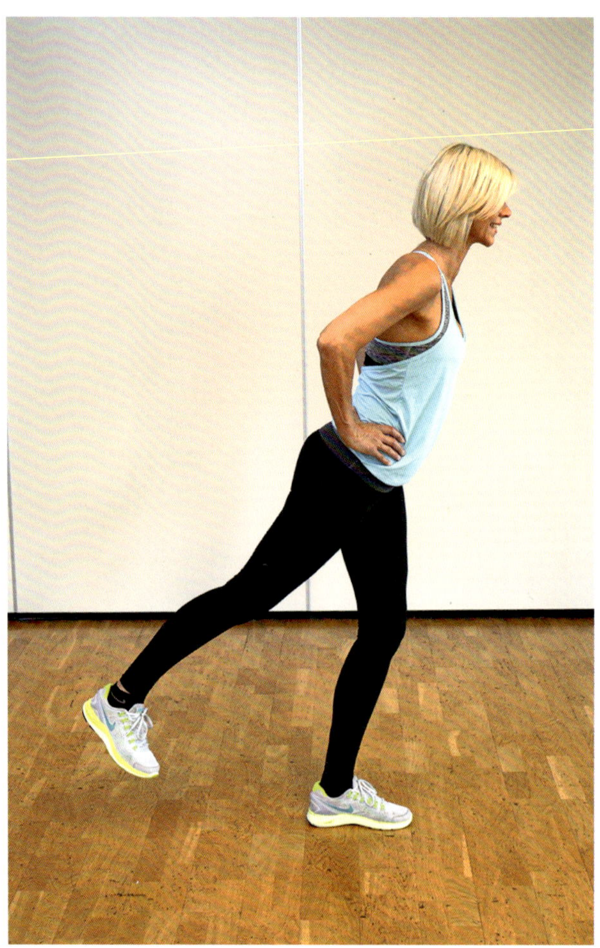

Übungsbeschreibung

In der **Schrittstellung** wird der hintere Fuß vom Boden gelöst. Im Einbeinstand wird das gestreckte hintere Bein leicht angehoben und wieder abgesenkt.
Das Anheben und Absenken des gestreckten hinteren Beins ergibt einen Bewegungsrhythmus.

Wirkung

Training von Koordination und Gleichgewicht unter Berücksichtigung der Ganzkörperspannung.

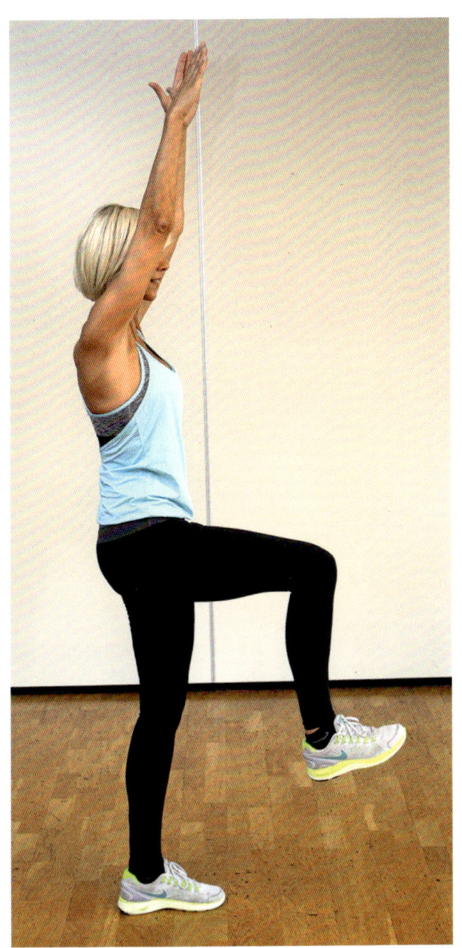

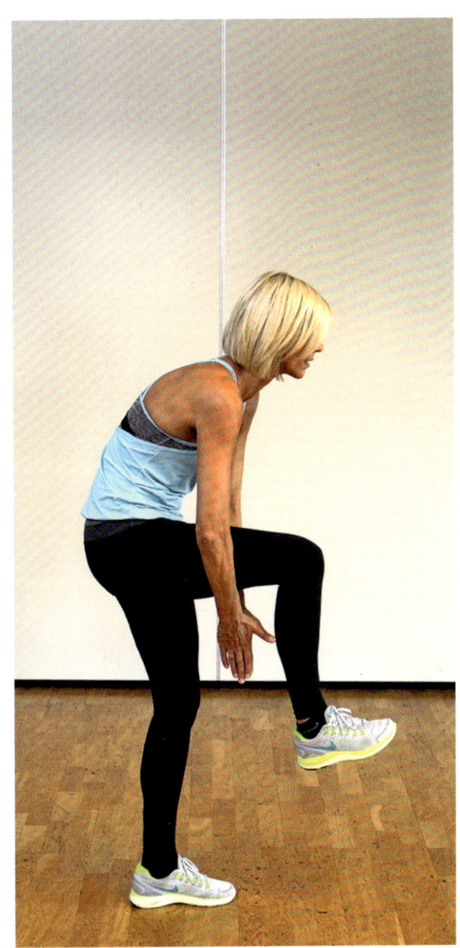

Übungsbeschreibung

Im **Parallelstand** wird ein Knie auf Hüfthöhe angehoben und dort gehalten. Die Arme werden gestreckt seitlich angehoben, bis sie sich über dem Kopf mit den Handinnenflächen berühren.

Anschließend werden die gestreckten Arme wieder abgesenkt und unter dem angehobenen Knie zusammengeführt. Hierzu wird der Oberkörper leicht nach vorne geneigt.

Das Anheben und Absenken der gestreckten Arme ergibt einen Bewegungsrhythmus.

Wirkung

Training von Koordination und Gleichgewicht unter Berücksichtigung der Ganzkörperspannung.

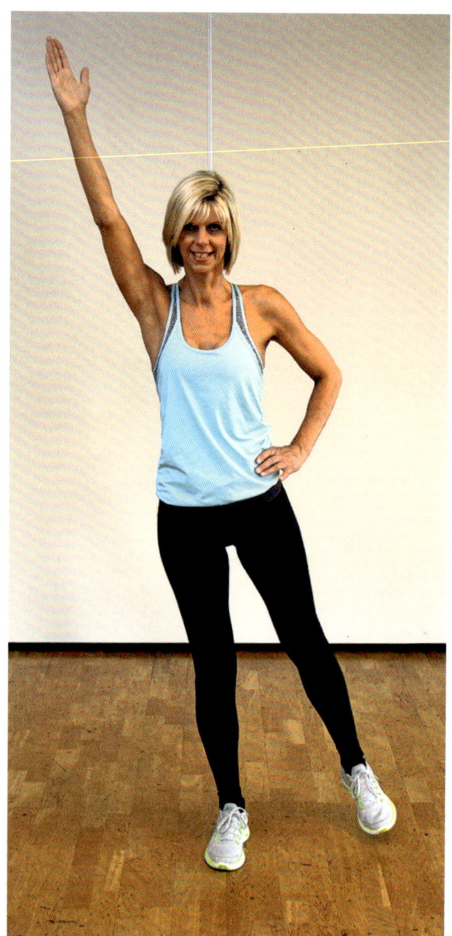

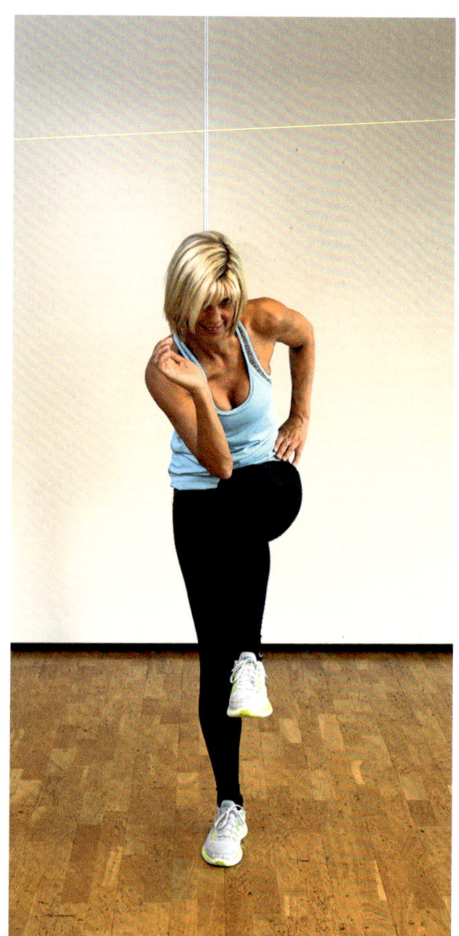

Übungsbeschreibung

Im **Parallelstand** wird der rechte Arm gestreckt neben den Kopf angehoben und der linke Arm seitlich in die Hüfte gestützt. Gleichzeitig wird der linke Fuß vom Boden gelöst, so dass das Bein gestreckt über dem Boden gehalten werden kann.
Anschließend wird der rechte Arm vor den Körper gebeugt und abgesenkt und das linke Knie vor den Körper angehoben, bis sich Knie und Ellbogen berühren. Danach werden Arm und Bein wieder in die Ausgangsposition gestreckt.
Das Zusammenführen und Auseinanderstrecken von Ellbogen und Knie vor dem Körper ergibt einen Bewegungsrhythmus.

Wirkung

Training von Koordination und Gleichgewicht unter Berücksichtigung der Ganzkörperspannung.

Übungsbeschreibung

Im **Parallelstand** wird ein Fuß leicht vom Boden angehoben und gehalten. In dieser Stellung wird das angehobene Bein zum Spielbein und schreibt Buchstaben oder Zahlen (z. B. das Alphabet oder Zahlen von 1 bis X).

Das Schreiben von Buchstaben oder Zahlen mit dem Spielbein ergibt einen Bewegungsrhythmus.

Wirkung

Training von Koordination und Gleichgewicht unter Berücksichtigung der Ganzkörperspannung.

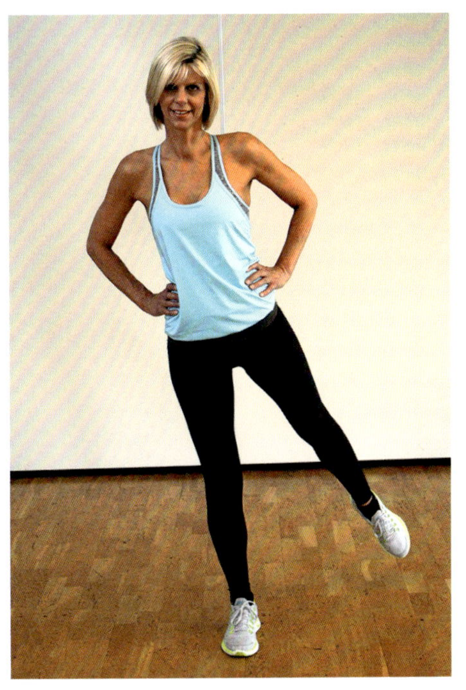

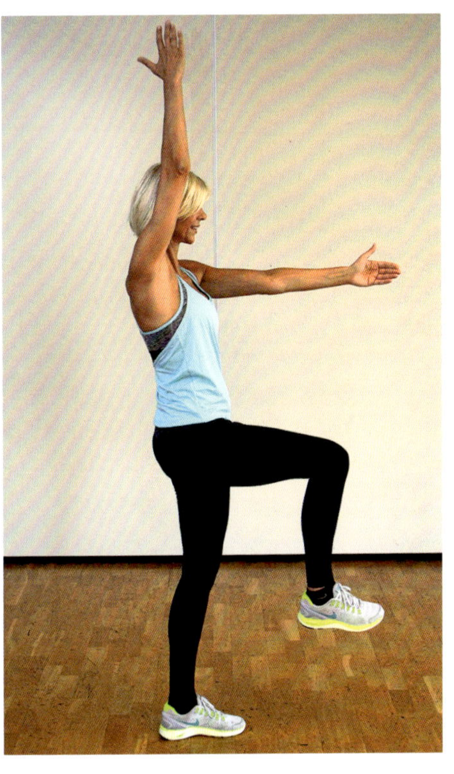

Übungsbeschreibung

Im **Parallelstand** wird ein Knie auf Hüfthöhe angehoben und dort gehalten. Die Arme werden gleichzeitig angehoben, wobei ein Arm nach oben und der andere Arm nach vorne gestreckt wird.

Anschließend erfolgt ein Wechsel im Armeinsatz.

Das wechselseitige Strecken der Arme (einer nach oben, einer nach vorne) ergibt einen Bewegungsrhythmus.

Wirkung

Training von Koordination und Gleichgewicht unter Berücksichtigung der Ganzkörperspannung.

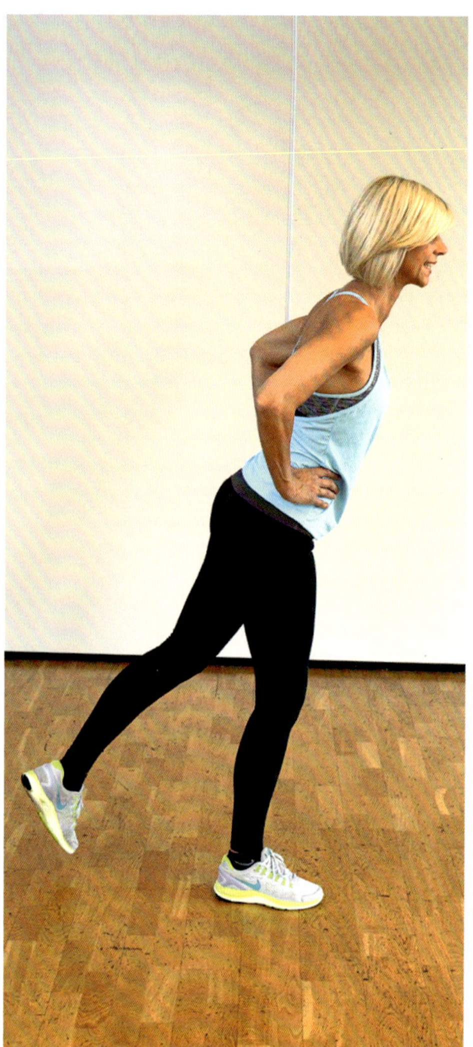

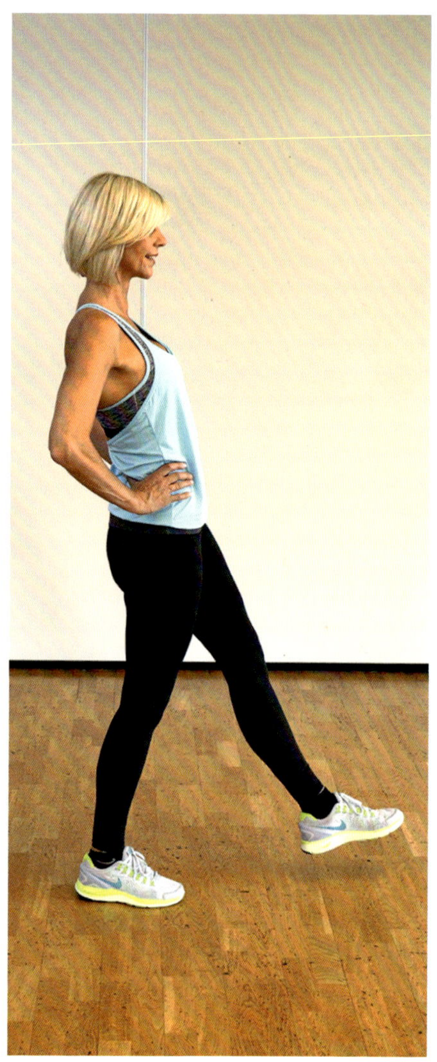

Übungsbeschreibung

Im **Parallelstand** wird ein Fuß leicht vom Boden angehoben und gehalten. In dieser Stellung wird das angehobene Bein zum Spielbein und pendelt vor und zurück. Dabei wird der Oberkörper gegengleich mitgenommen, indem er nach hinten pendelt, wenn das Spielbein sich nach vorne bewegt.
Das Pendeln des Spielbeins ergibt einen Bewegungsrhythmus.

Wirkung

Training von Koordination und Gleichgewicht unter Berücksichtigung der Ganzkörperspannung.

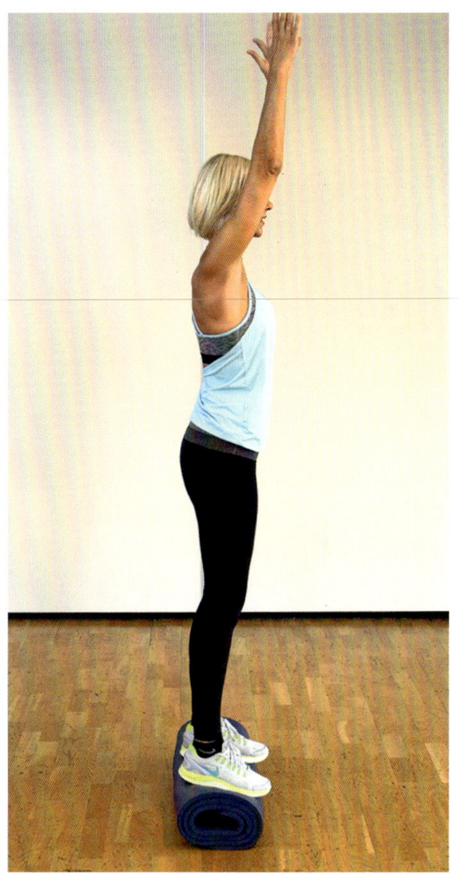

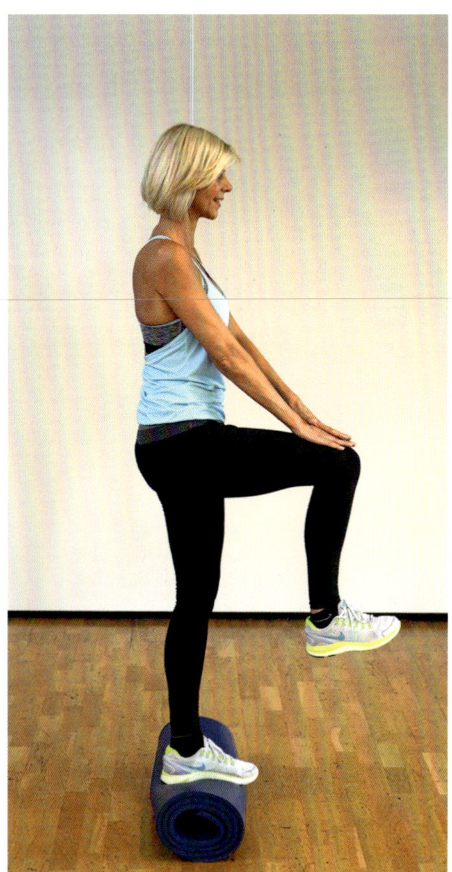

Übungsbeschreibung

Im **Parallelstand** auf einer aufgerollten Matte oder anderen labilen Unterlage werden die Arme nach oben gestreckt.
Anschließend wird ein Knie auf Hüfthöhe angehoben. Gleichzeitig werden die Arme runtergenommen, so dass sich die Hände auf den angehobenen Oberschenkel legen können. Dort wird kurzzeitig Druck aufgebaut, indem die Hände gegen den Oberschenkel drücken und der Oberschenkel gegen die Hände drückt.
Danach wird das Knie wieder abgesenkt (ohne den Fuß aufzustellen) und die Arme werden nach oben angehoben.
Das Zusammenführen von Händen und Oberschenkel mit anschließendem Wegstrecken, ergibt einen Bewegungsrhythmus.

Wirkung

Training von Koordination und Gleichgewicht unter Berücksichtigung der Ganzkörperspannung.

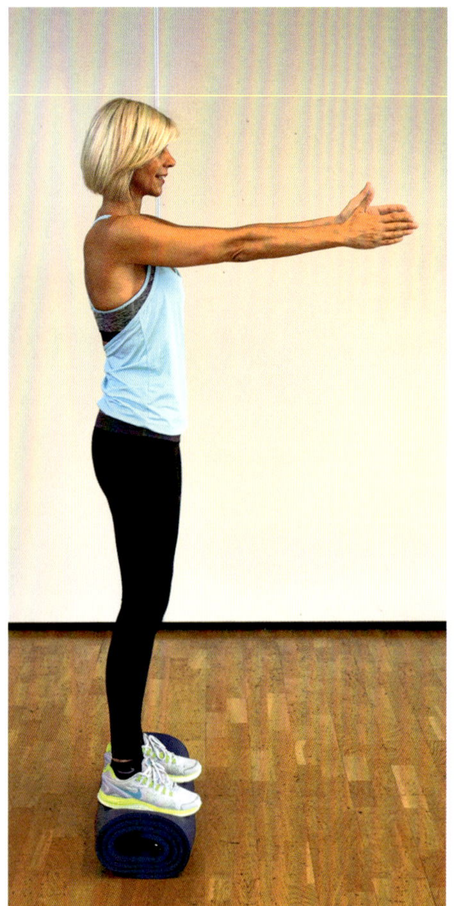

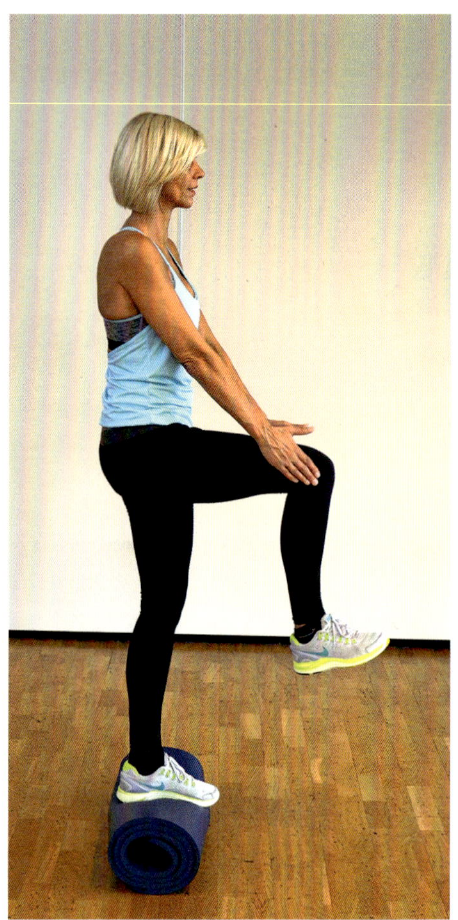

Übungsbeschreibung

Im **Parallelstand** auf einer aufgerollten Matte oder anderen labilen Unterlage werden die Arme auf Schulterhöhe nach vorne gestreckt angehoben.
Anschließend wird ein Knie auf Hüfthöhe angehoben. Gleichzeitig werden die Arme runtergenommen, so dass sich die Hände seitlich innen und außen an das Knie legen können. Dort wird kurzzeitig Druck aufgebaut, indem die Hände gegen das Knie drücken. Danach wird das Knie wieder abgesenkt (ohne den Fuß aufzustellen) und die Arme werden wieder auf Schulterhöhe angehoben.
Das Zusammenführen von Händen und Knie mit anschließendem Wegstrecken, ergibt einen Bewegungsrhythmus.

Wirkung

Training von Koordination und Gleichgewicht unter Berücksichtigung der Ganzkörperspannung.

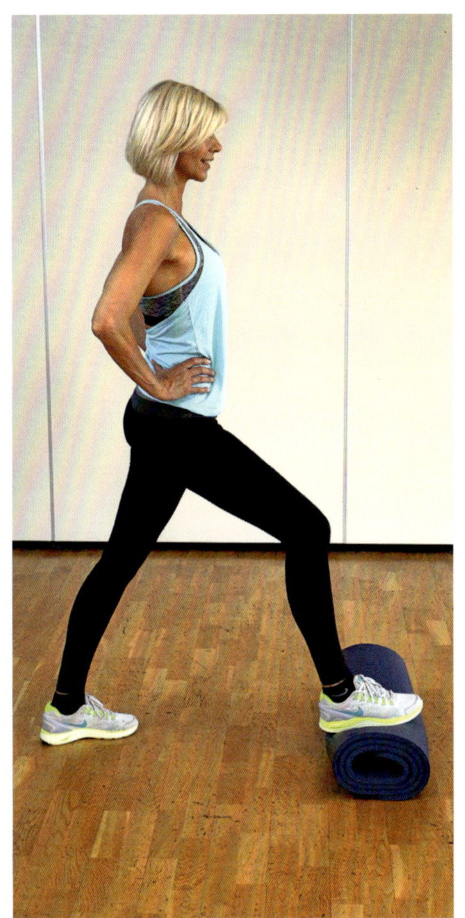

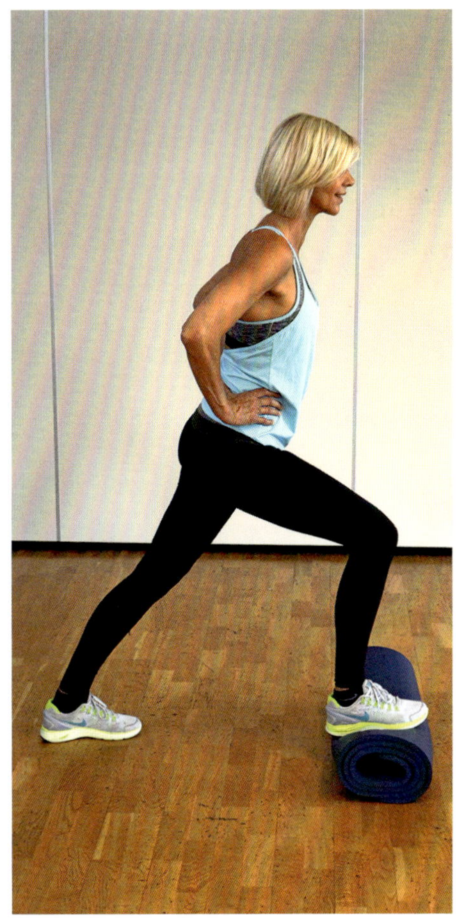

Übungsbeschreibung

In der **Schrittstellung** ist der vordere Fuß mittig auf eine aufgerollte Matte aufgestellt. Anschließend wird das vordere Bein im Kniegelenk soweit gebeugt, bis das Knie etwa auf Höhe der Fußspitze ist.
Danach wird das Bein wieder in Streckung gebracht. Der Oberkörper wird dabei in Verlängerung des hinteren Beins gehalten.
Das Beugen und Strecken des vorderen Beins ergibt einen Bewegungsrhythmus.

Wirkung

Training von Koordination und Gleichgewicht unter Berücksichtigung der Ganzkörperspannung.

4.3 Übungen zum Erhalt der Muskulatur und zur Steigerung der Kraft

4.3.1 Gerade Bauchmuskulatur

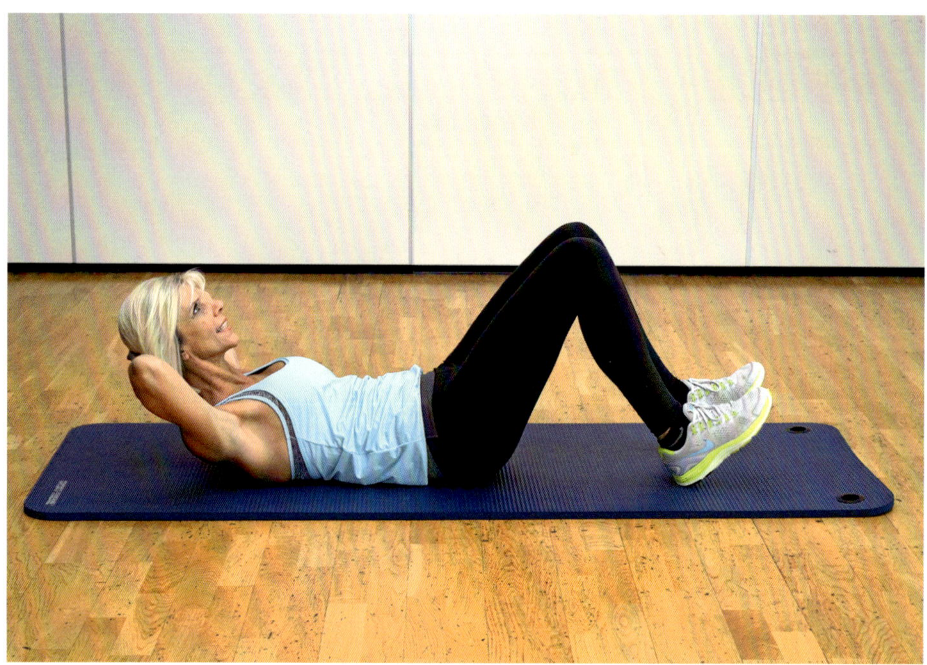

Übungsbeschreibung

In der **Rückenlage** liegen die Hände hinter dem Kopf (am Übergang zum Nacken) und die Ellbogen zeigen nach außen. Dabei wird der Bauch angespannt und der Oberkörper soweit angehoben, dass sich die Schulterblätter vom Boden lösen. Der Kopf wird in Verlängerung des Rückens in den Händen gehalten und der Blick geht über die Knie hinweg schräg nach oben.
Anschließend wird der Oberkörper wieder leicht abgesenkt.
Das Anheben und Absenken des Oberkörpers ergibt einen Bewegungsrhythmus.

Wirkung

Kräftigung der geraden Bauchmuskulatur.

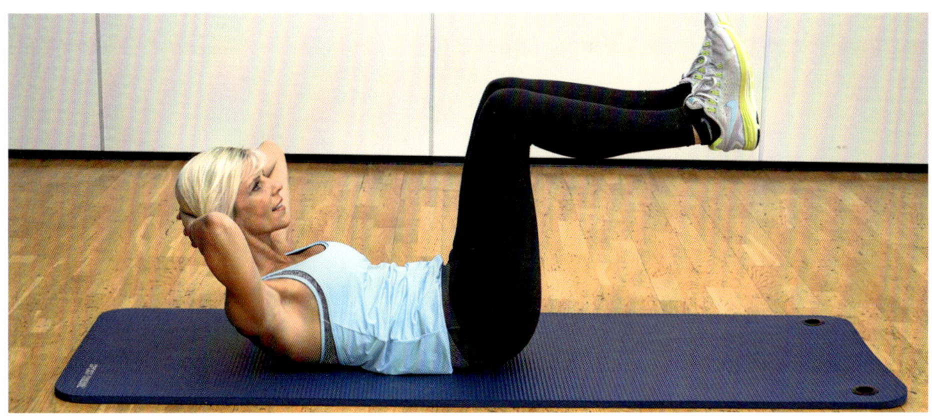

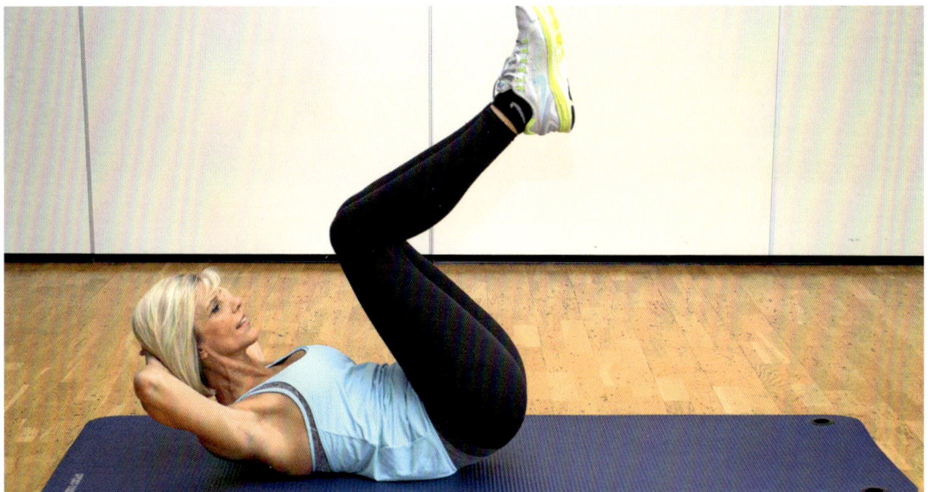

Übungsbeschreibung

In der **Rückenlage** liegen die Hände hinter dem Kopf (am Übergang zum Nacken) und die Ellbogen zeigen nach außen. Dabei werden die Füße angehoben und die Beine in die Luft gewinkelt.

Anschließend wird der Bauch angespannt und der Oberkörper leicht angehoben. Der Kopf wird dabei in Verlängerung des Rückens in den Händen gehalten und der Blick geht über die Knie hinweg schräg nach oben. In dieser Position wird der Oberkörper während der Übung gehalten. Gleichzeitig werden die Knie ohne Schwung Richtung Oberkörper angezogen. Dabei kommt der Po von der Matte hoch. Anschließend werden Po und Knie wieder langsam abgesenkt.

Das Anheben und Absenken von Knien und Po ergibt einen Bewegungsrhythmus.

Wirkung

Kräftigung der geraden Bauchmuskulatur.

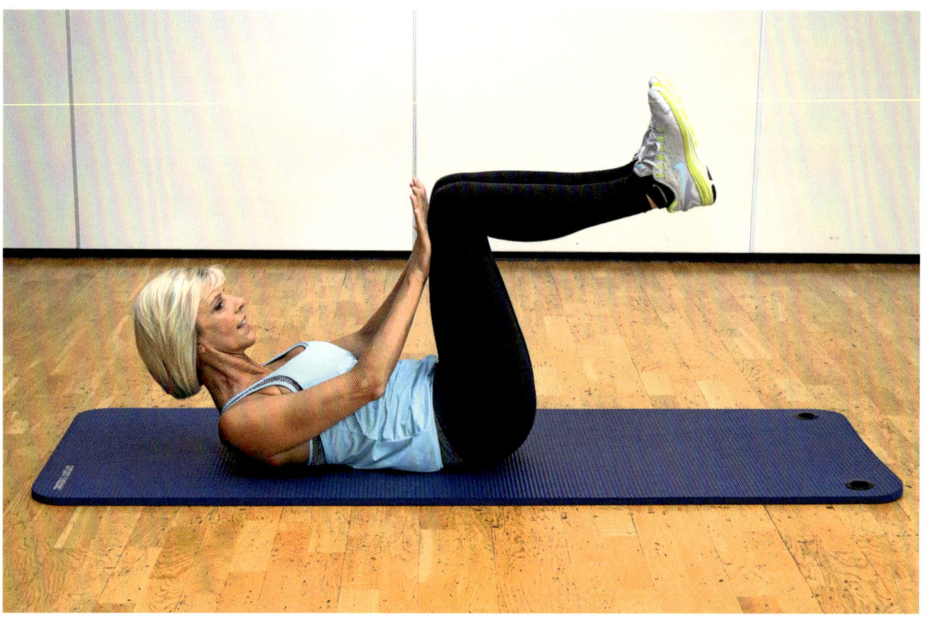

Übungsbeschreibung

In der **Rückenlage** werden die Beine in die Luft angehoben und bilden in Knie- und Hüftgelenk jeweils einen 90°-Winkel. Die Arme lösen sich ebenfalls vom Boden, so dass sich die Hände von vorne gegen die Oberschenkel legen können. Gleichzeitig wird der Bauch angespannt und der Oberkörper angehoben. Dabei werden gleichzeitig die Knie zum Körper angezogen, wobei die Hände mit Druck dagegen arbeiten.
Anschließend wird der Druck gelöst, ohne dass die Hände sich von den Oberschenkeln lösen.
Das Anziehen der Knie und Lösen der Spannung ergibt einen Bewegungsrhythmus.

Wirkung

Kräftigung der geraden Bauchmuskulatur.

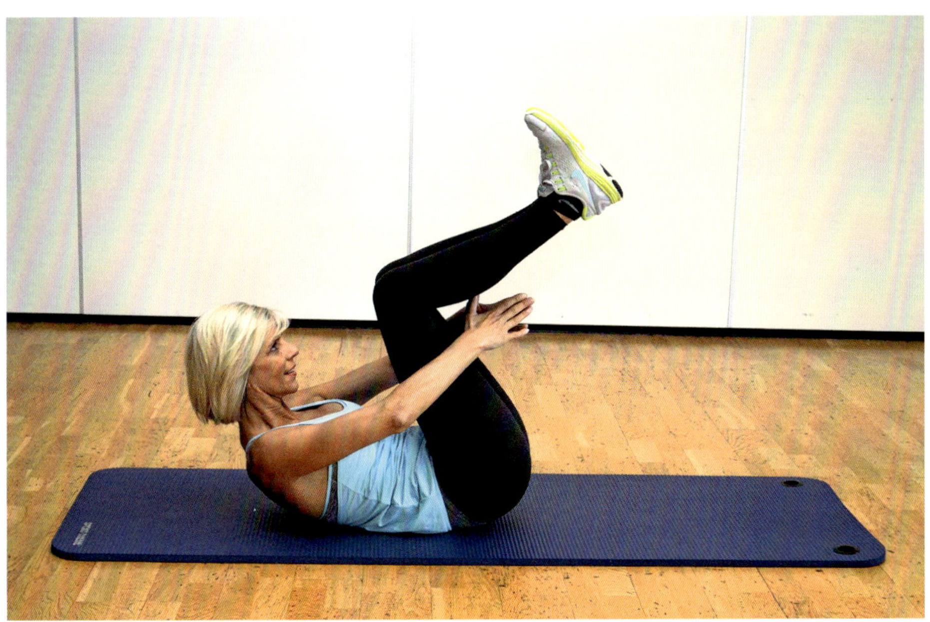

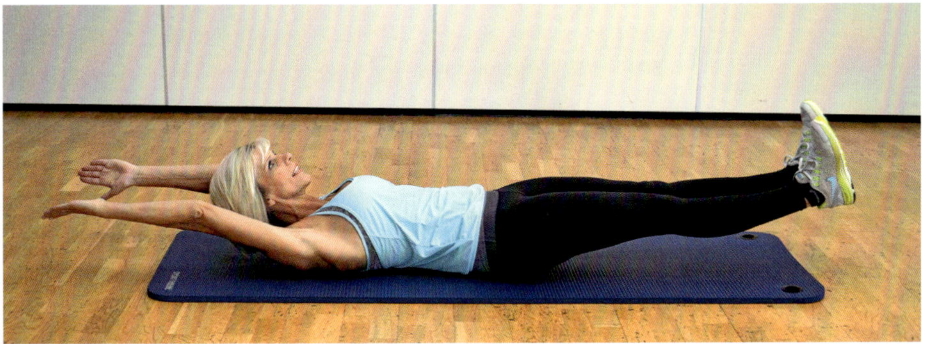

Übungsbeschreibung

In der **Rückenlage** werden die Beine in die Luft gewinkelt. Dabei wird der Oberkörper leicht angehoben. Gleichzeitig werden die Hände nach vorne genommen und unter den Knien zusammengeführt.
Anschließend werden die Arme nach hinten gestreckt und ebenfalls zusammengeführt. Gleichzeitig strecken sich die Beine nach vorne und werden soweit abgesenkt, wie es vom Bauch gehalten werden kann, ohne in das Hohlkreuz zu fallen.
Das Zusammenführen der Hände unter den Knien und anschließende Strecken von Armen und Beinen ergibt einen Bewegungsrhythmus.

Wirkung

Kräftigung der geraden Bauchmuskulatur.

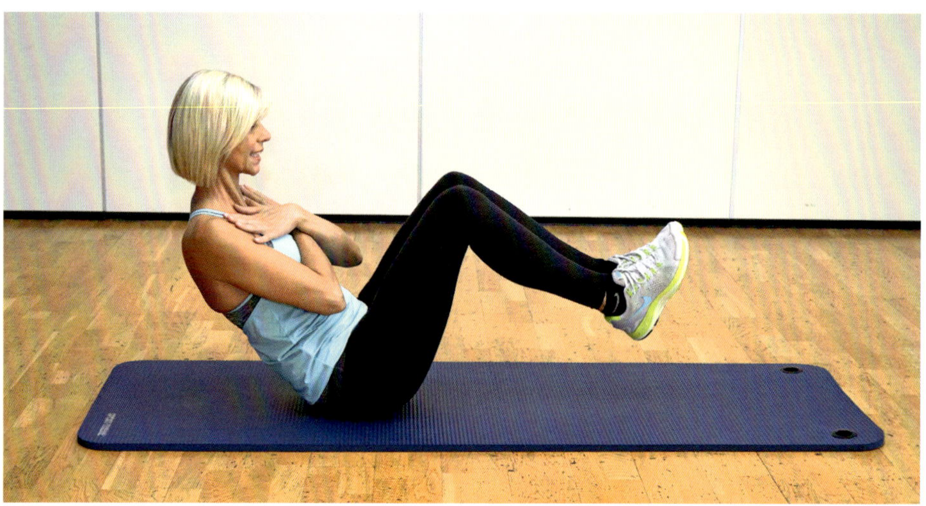

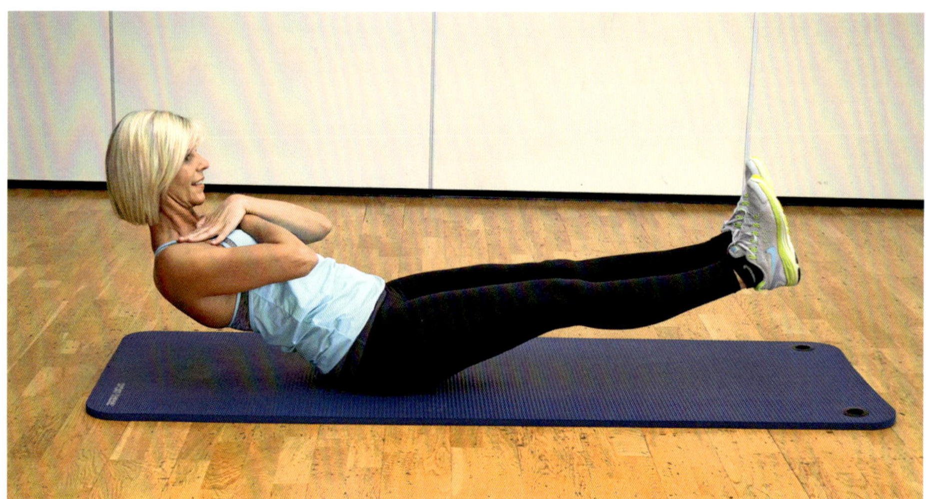

Übungsbeschreibung

In der **Sitzposition** wird der Bauch angespannt und der gerade Oberkörper leicht nach hinten genommen. Die Hände werden vor das Brustbein gelegt, wobei die Ellbogen nach außen zeigen. Gleichzeitig werden beide Füße vom Boden gelöst und die Knie zum Körper angezogen.
Anschließend werden die Knie wieder nach vorne weggestreckt, ohne dass die Füße Bodenkontakt bekommen.
Das Anziehen und Wegstrecken der Knie ergibt einen Bewegungsrhythmus.

Wirkung

Kräftigung der geraden Bauchmuskulatur.

4.3.2 Schräge Bauchmuskulatur

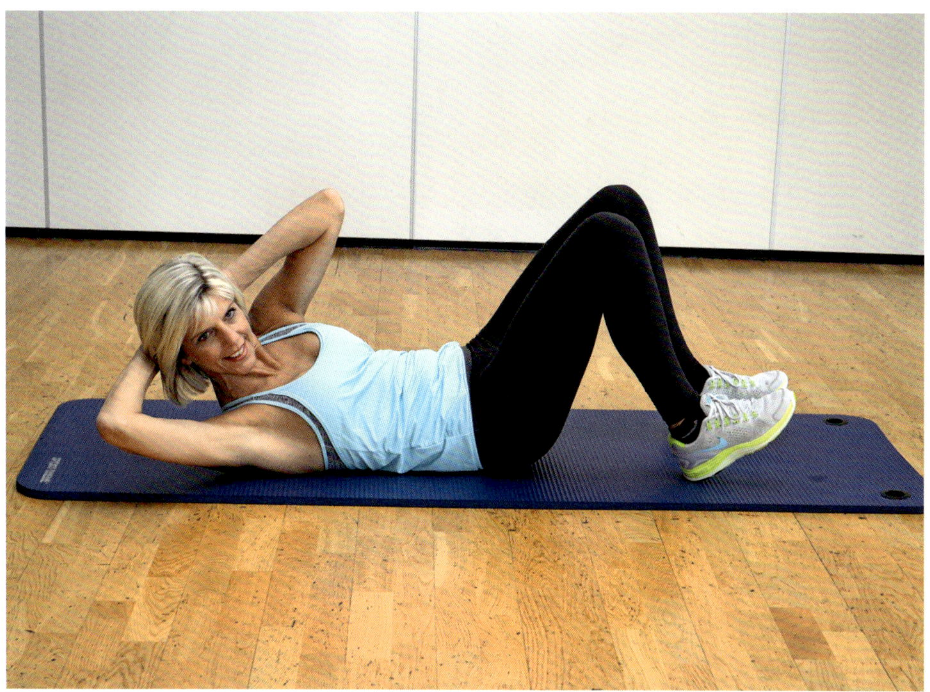

Übungsbeschreibung

In der Rückenlage liegen die Hände hinter dem Kopf (am Übergang zum Nacken) und die Ellbogen zeigen nach außen. Dabei wird der Bauch angespannt und der Oberkörper seitlich angehoben. Anschließend zieht abwechselnd der rechte Ellbogen Richtung linkes Knie und der linke Ellbogen Richtung rechtes Knie.
Das diagonale Anheben und Absenken des Oberkörpers ergibt einen Bewegungsrhythmus.

Wirkung

Kräftigung der schrägen Bauchmuskulatur.

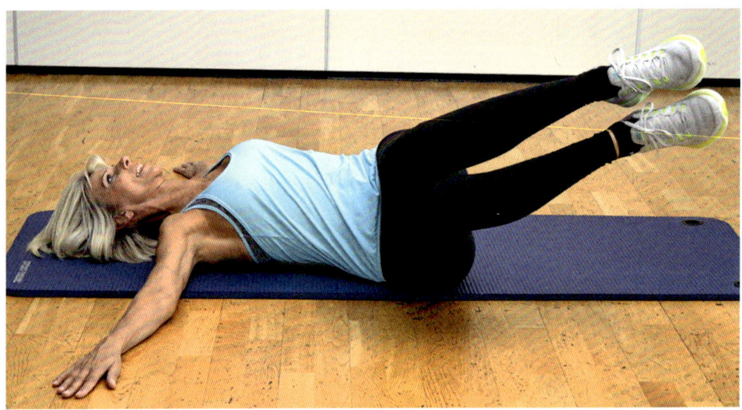

Übungsbeschreibung

In der **Rückenlage** werden die Arme auf Schulterhöhe seitlich weggestreckt, wobei die Handflächen zum Boden zeigen. Dabei werden die Beine in die Luft gewinkelt. Anschließend werden Knie und Füße langsam und kontrolliert soweit nach rechts abgesenkt, wie es noch stabilisiert werden kann. Danach werden Knie und Füße wieder angehoben und zur anderen Seite abgesenkt.
Das Absenken von Knien und Füßen von rechts nach links ergibt einen Bewegungsrhythmus.

Wirkung: Kräftigung der schrägen Bauchmuskulatur.

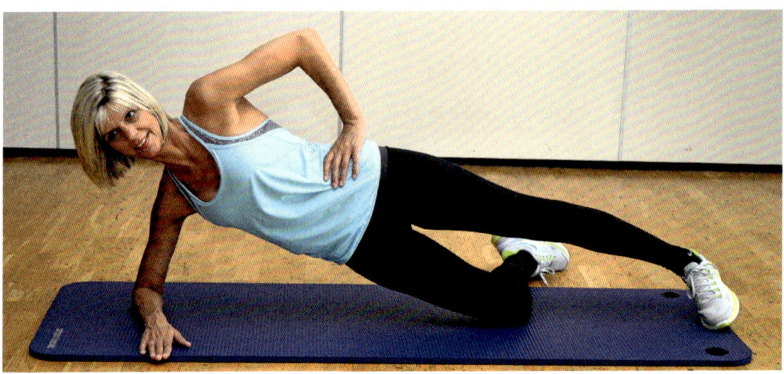

Übungsbeschreibung

In der **Seitlage** wird das Becken von der Matte angehoben, so dass sich der gestreckte Körper auf den unteren Ellbogen und das untere Knie stützt.
Anschließend wird das Becken wieder leicht abgesenkt.
Das Anheben und Absenken des Beckens ergibt einen Bewegungsrhythmus.

Wirkung: Kräftigung der schrägen Bauchmuskulatur.

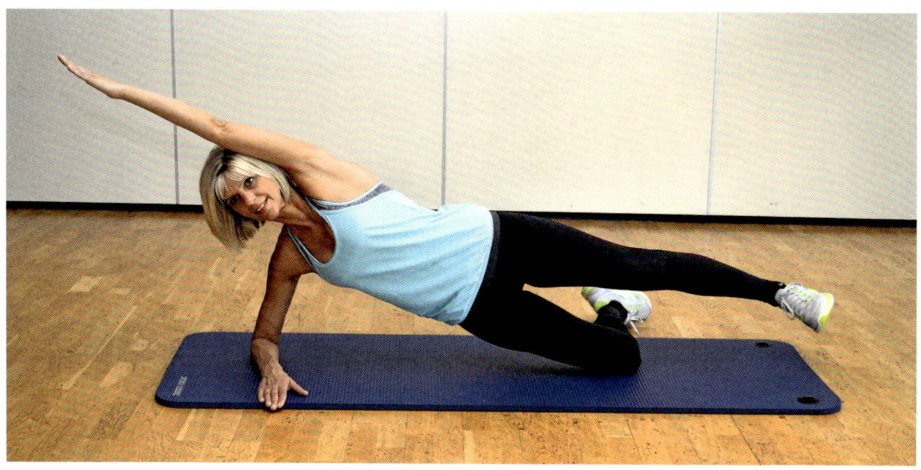

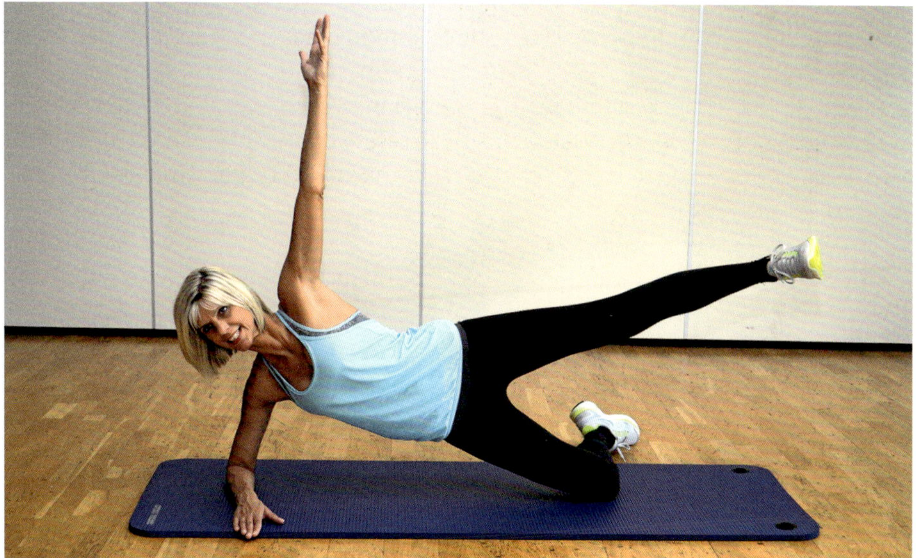

Übungsbeschreibung

In der **Seitlage** wird das Becken von der Matte angehoben, so dass sich der gestreckte Körper auf den unteren Ellbogen und das untere Knie stützt. Anschließend werden das obere Bein und der obere Arm jeweils in Verlängerung der Körpers gleichzeitig gestreckt angehoben und wieder abgesenkt.
Das gleichzeitige Anheben und Absenken des gestreckten Armes und des gestreckten Beines ergibt einen Bewegungsrhythmus.

Wirkung

Kräftigung der schrägen Bauchmuskulatur.

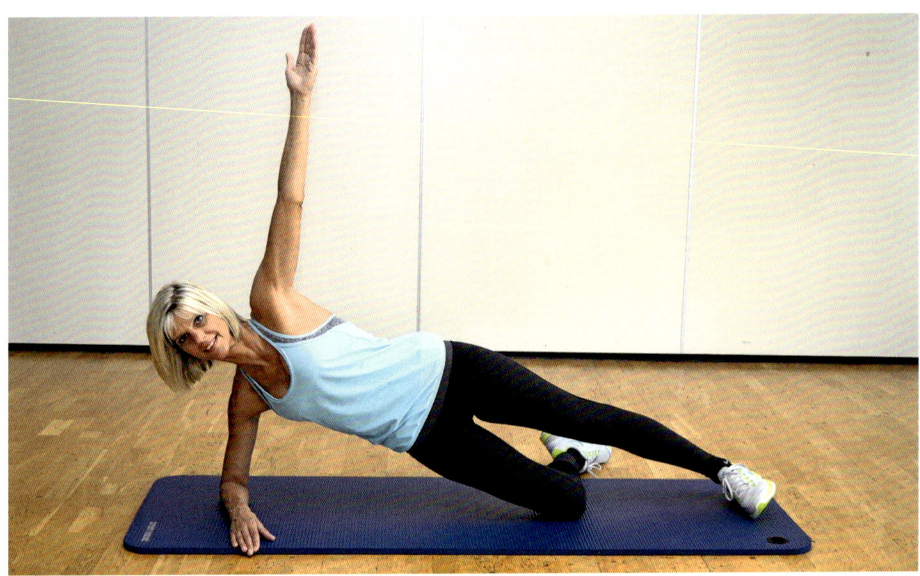

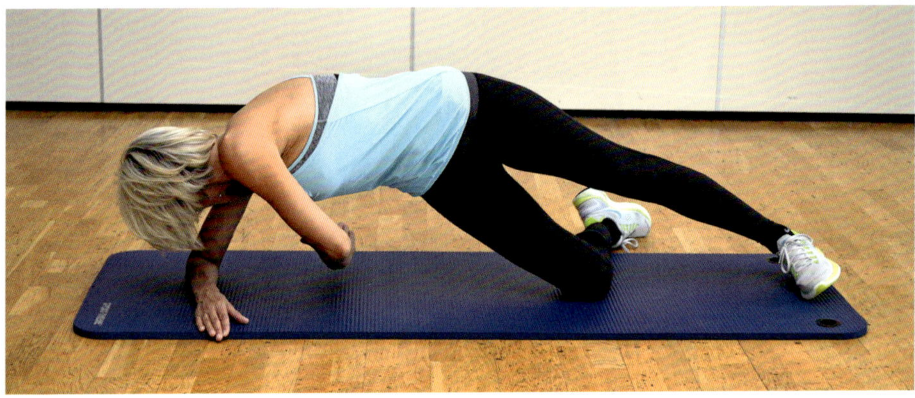

Übungsbeschreibung

In der **Seitlage** wird das Becken von der Matte angehoben, so dass sich der gestreckte Körper auf den unteren Ellbogen und das untere Knie stützt. Dabei wird der obere Arm auf Schulterhöhe zur Decke gestreckt.

Anschließend wird der Arm vor den Körper runtergenommen und unter dem aufgestützten Arm durchgeschoben. Dabei dreht der Oberkörper mit.

Danach wird der Arm wieder zur Decke gestreckt.

Das Strecken des Arms zur Decke und Durchschieben unter den aufgestützten Arm ergibt einen Bewegungsrhythmus.

Wirkung

Kräftigung der schrägen Bauchmuskulatur.

4.3.3 Rückenmuskulatur

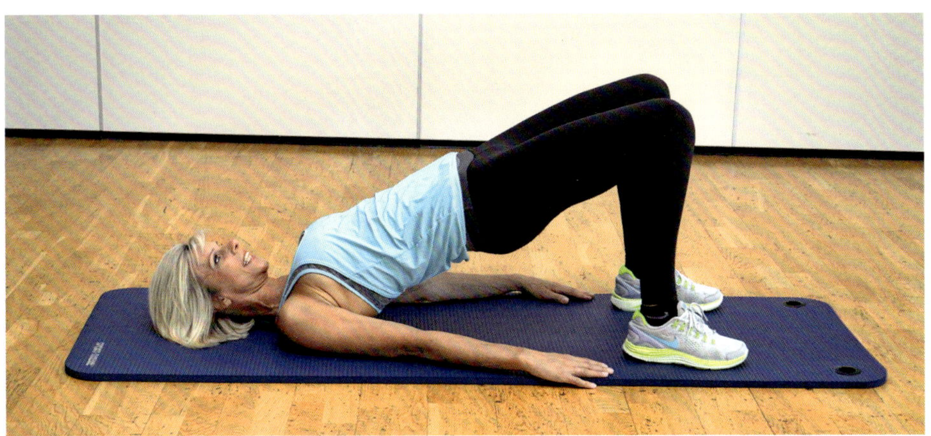

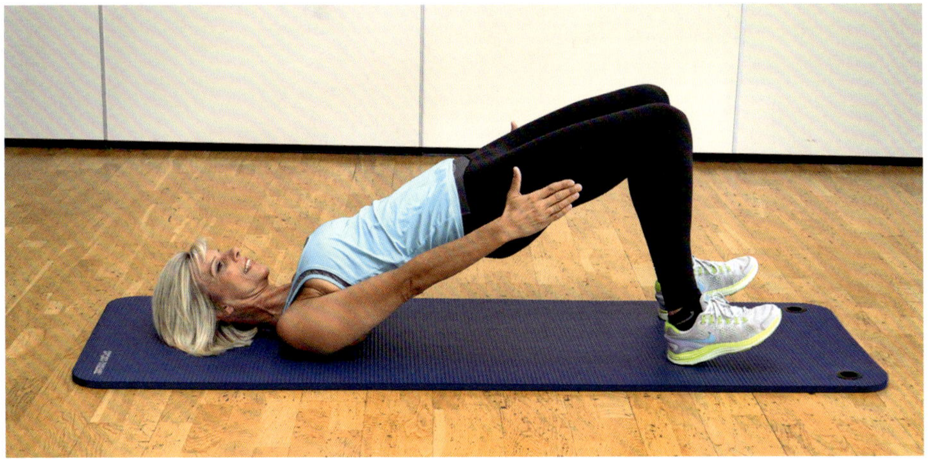

Übungsbeschreibung

In der **Rückenlage** wird das Becken soweit angehoben, dass Oberkörper und Oberschenkel eine Linie bilden.
Anschließend wird das Becken wieder langsam abgesenkt.
Das Anheben und Absenken des Beckens ergibt einen Bewegungsrhythmus.

Variante 1

Die Fußspitzen mit anheben und die Arme seitlich neben dem Körper in der Luft halten.

Wirkung

Kräftigung der unteren Rücken- und Gesäßmuskulatur.

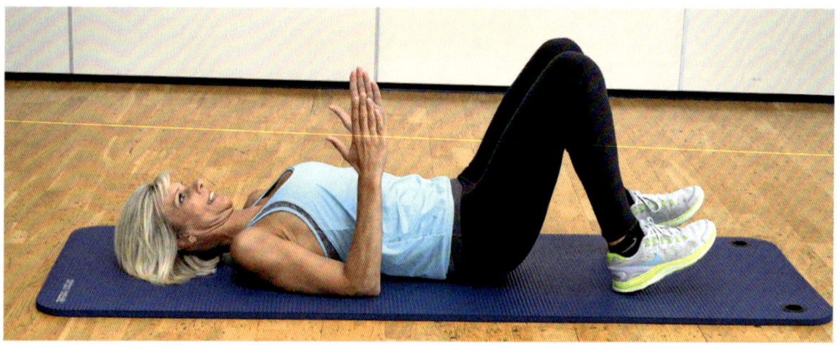

Übungsbeschreibung

In der **Rückenlage** werden die Ellbogen so gebeugt, dass die Fingerspitzen zur Decke zeigen. Dabei wird das Kinn zu einem leichten Doppelkinn eingezogen. Gleichzeitig wird der Hinterkopf mit sanftem Druck gegen die Matte gedrückt. Anschließend werden die Schulterblätter gegen den Boden zusammengezogen und die Ellbogen auf die Matte gedrückt. Die gesamte Spannung wird kurz gehalten und danach folgt ein Moment der Entspannung. Der Wechsel zwischen Spannung und Entspannung ergibt einen Bewegungsrhythmus.

Wirkung: Kräftigung der oberen Rücken- und Nackenmuskulatur.

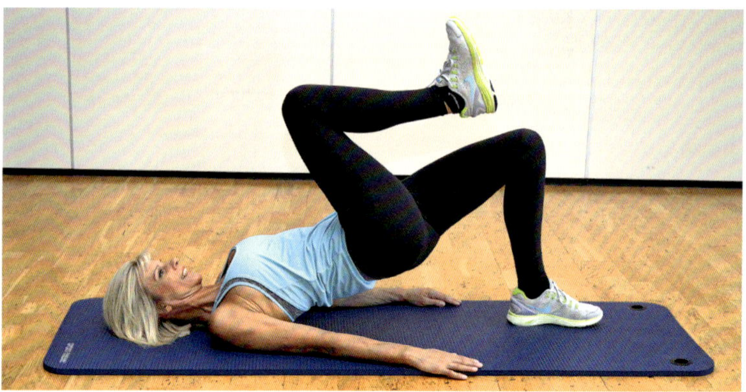

Übungsbeschreibung

In der **Rückenlage** wird das Becken soweit angehoben, dass Oberkörper und Oberschenkel eine Linie bilden. Anschließend wird ein Bein vom Boden gelöst, wobei das Knie zum Körper angezogen wird. Auf der Seite des Standbeins ist dabei die Fußspitze mit angehoben. Danach wird das Bein wieder aufgestellt und der Ablauf auf der anderen Seite wiederholt. Der wechselseitige Anheben und Aufstellen der Beine ergibt einen Bewegungsrhythmus.

Wirkung: Kräftigung der unteren Rücken- und Gesäßmuskulatur.

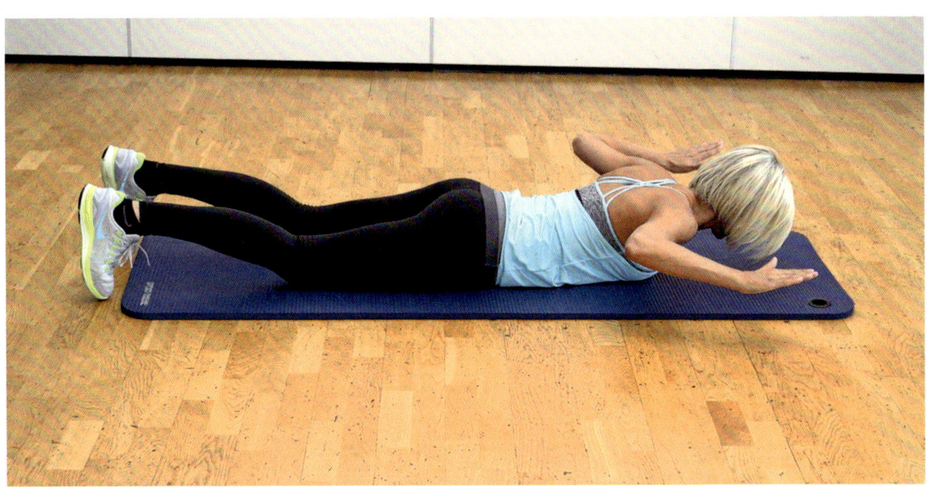

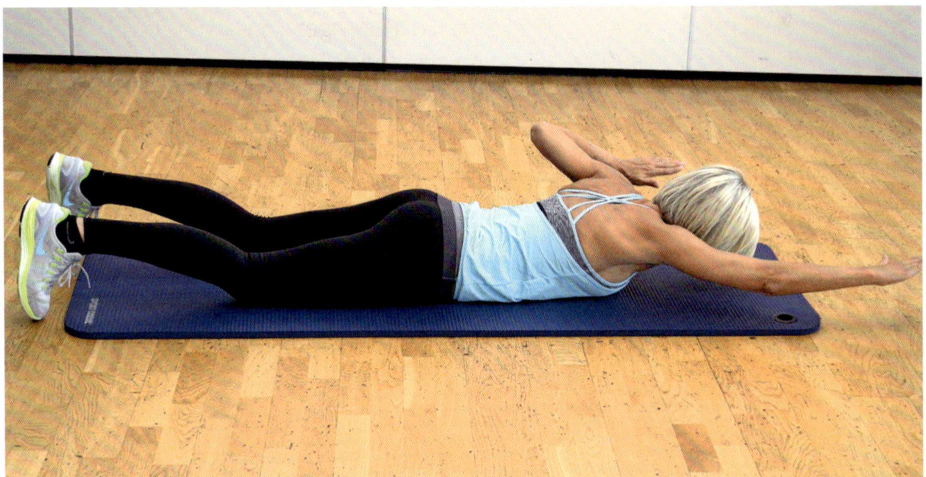

Übungsbeschreibung

In der **Bauchlage** wird der untere Rücken angespannt und der Oberkörper und die Arme werden leicht vom Boden angehoben, so dass die Nasenspitze zum Boden zeigt. Dabei werden die Ellbogen soweit gebeugt, bis die Hände neben den Ohren sind. Anschließend werden die Arme wieder gestreckt.

Das Beugen und Strecken der Arme ergibt einen Bewegungsrhythmus.

Variante 1

Die Arme wechselseitig beugen und strecken.

Wirkung

Kräftigung der unteren Rückenmuskulatur.

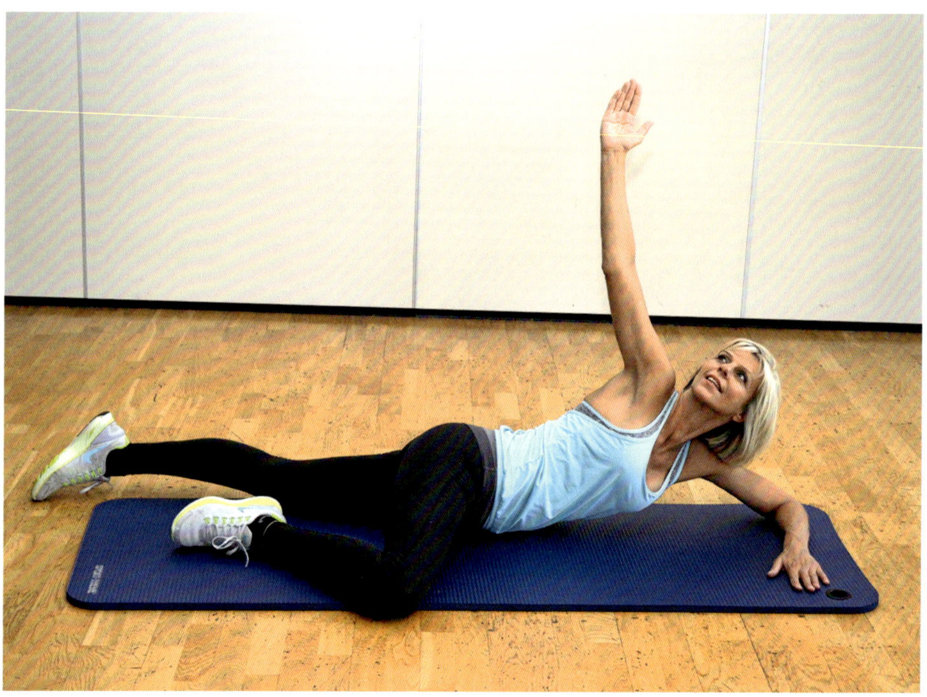

Übungsbeschreibung

In der **Bauchlage** wird ein Knie seitlich neben den Körper angezogen und gewinkelt am Boden abgelegt. Der Arm der Gegenseite wird ebenfalls angewinkelt und mit der Hand auf Kopfhöhe am Boden abgelegt. Der andere Arm wird schräg vor dem Körper gestreckt angehoben, wobei sich die Schulter mit vom Boden löst. Der Blick folgt dem Arm, so dass der Oberkörper leicht in der Schulterachse rotiert. Anschließend wird der gestreckte Arm wieder abgesenkt. Das Anheben und Absenken des gestreckten Arms ergibt einen Bewegungsrhythmus.

Wirkung: Kräftigung der Rückenmuskulatur.

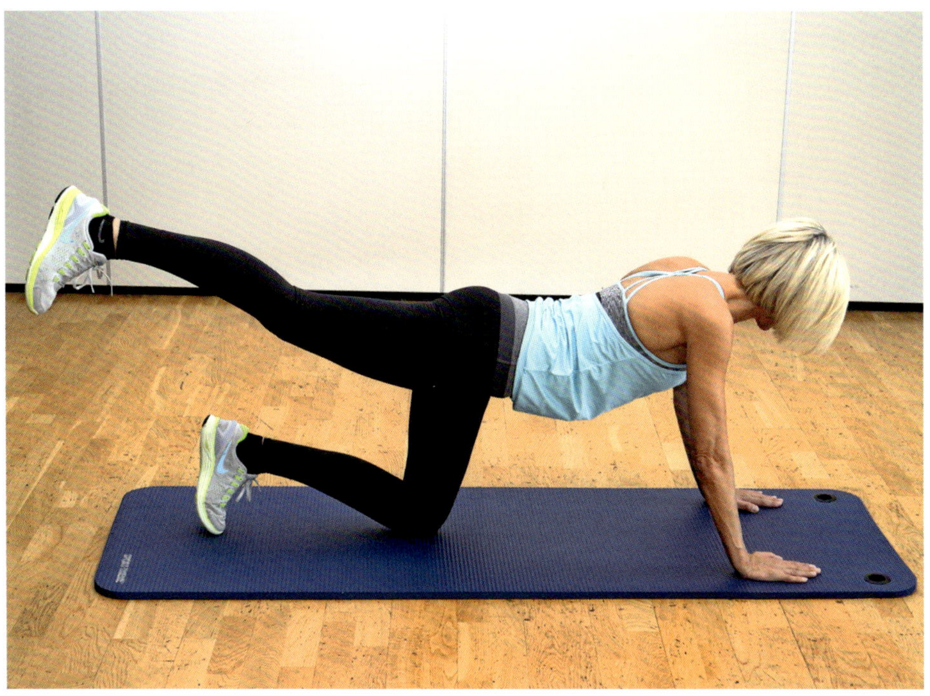

Übungsbeschreibung

Im **Vierfüßlerstand** wird ein Knie vom Boden gelöst und in Verlängerung des Oberkörpers in Streckung gebracht. Aus dieser Position wird das gestreckte Bein leicht abgesenkt und anschließend wieder angehoben. Das Absenken und Anheben des gestreckten Beins ergibt einen Bewegungsrhythmus.

Wirkung: Kräftigung der unteren Rückenmuskulatur.

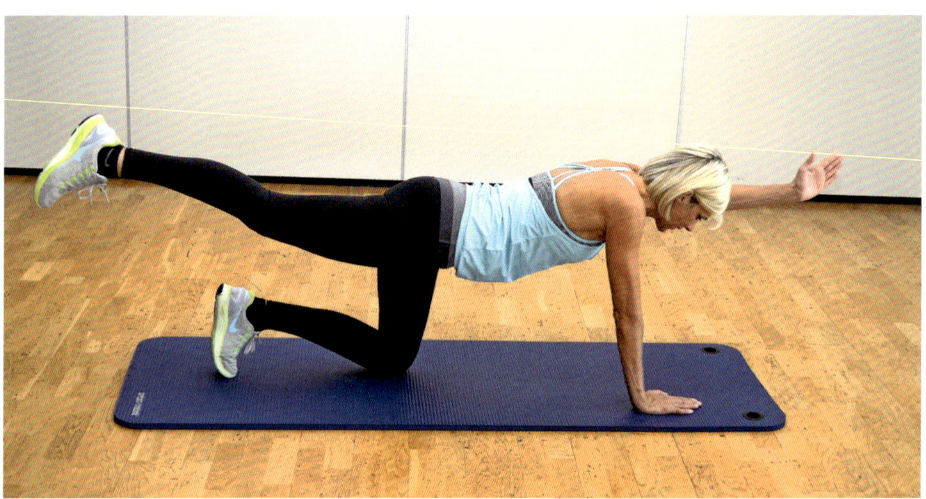

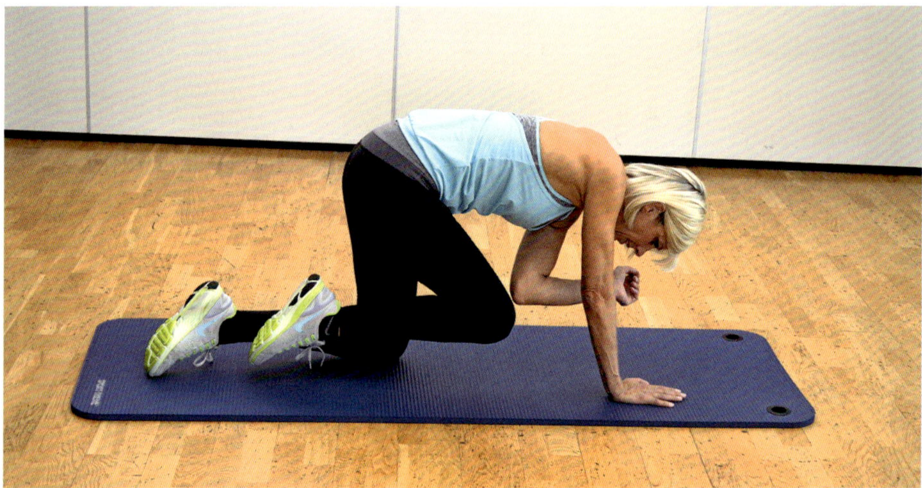

Übungsbeschreibung

Im **Vierfüßlerstand** wird der linke Arm vom Boden gelöst und gestreckt neben den Kopf angehoben, wobei der Daumen nach oben zeigt. Gleichzeitig wird das rechte Bein vom Boden gelöst und in Verlängerung des Oberkörpers nach hinten gestreckt. Anschließend werden der gestreckte Arm und das gestreckte Bein vor den Körper angezogen, bis sich Knie und Ellbogen berühren.

Das Zusammenbringen und Auseinanderführen von Knie und Ellbogen vor dem Körper ergibt einen Bewegungsrhythmus.

Wirkung

Kräftigung der Rücken- und Gesäßmuskulatur.

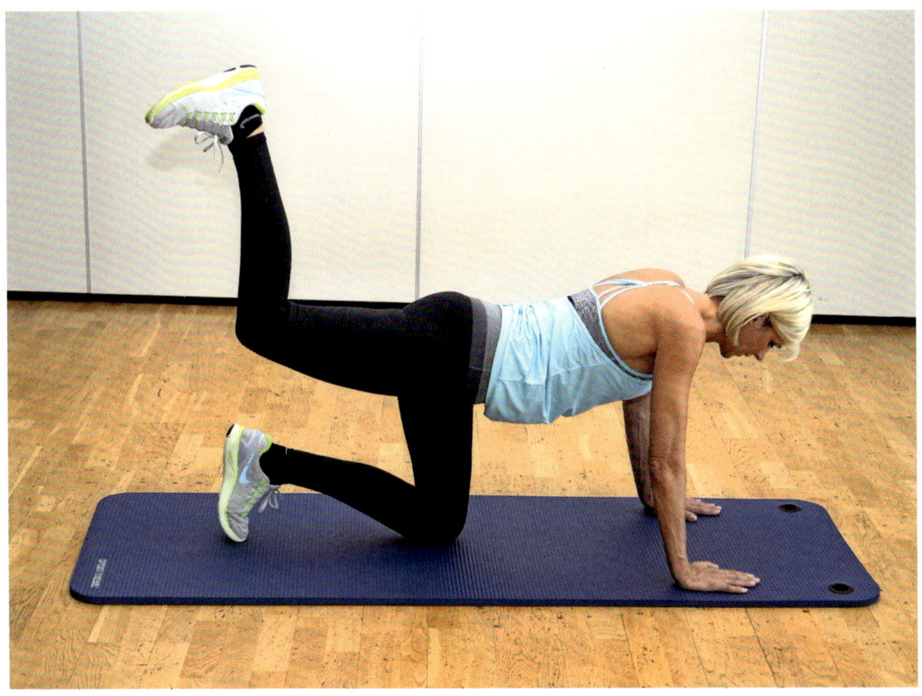

Übungsbeschreibung

Im **Vierfüßlerstand** wird ein Knie vom Boden gelöst und das gebeugte Bein soweit angehoben, dass der Oberschenkel in Verlängerung des Rückens gehalten wird. Das Kniegelenk ist dabei ca. 90° gebeugt. Anschließend wird das gebeugte Bein in kleinen Bewegungen zur Decke gestreckt und danach wieder abgesenkt.
Das Anheben und Absenken des gebeugten Beins ergibt einen Bewegungsrhythmus.

Wirkung

Kräftigung der Rücken- und Gesäßmuskulatur.

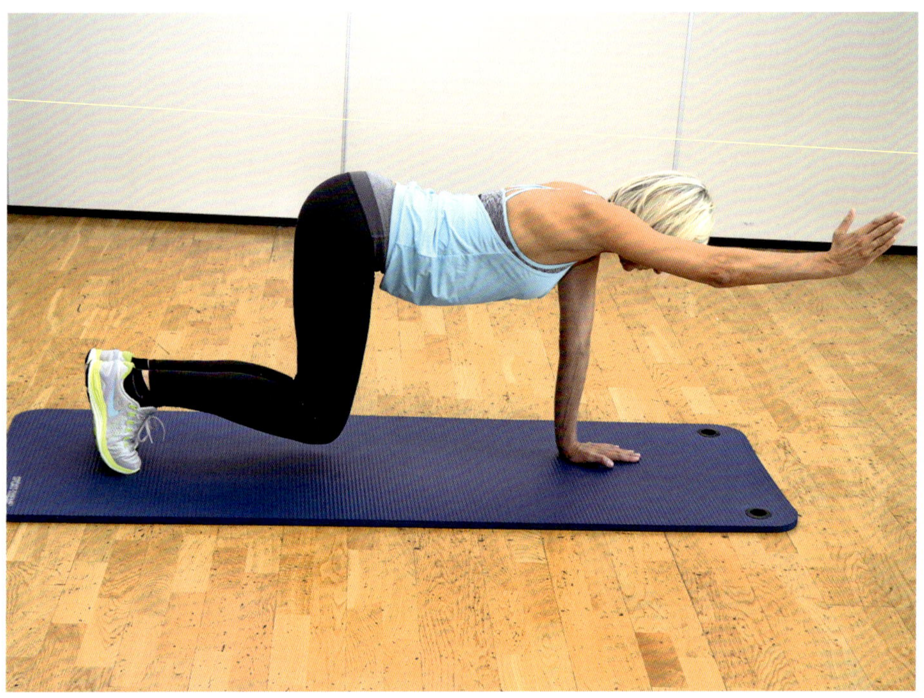

Übungsbeschreibung

Im **Vierfüßlerstand** werden die Knie ganz leicht vom Boden angehoben, so dass die Beine auf den Fußspitzen stehen.
Anschließend wird ein Arm vom Boden gelöst und gestreckt neben den Kopf angehoben. Danach wird der Arm wieder aufgestellt und der Gegenarm wiederholt den Vorgang.
Das wechselseitige Anheben und Absenken des gestreckten Arms ergibt einen Bewegungsrhythmus.

Wirkung

Kräftigung der Rückenmuskulatur.

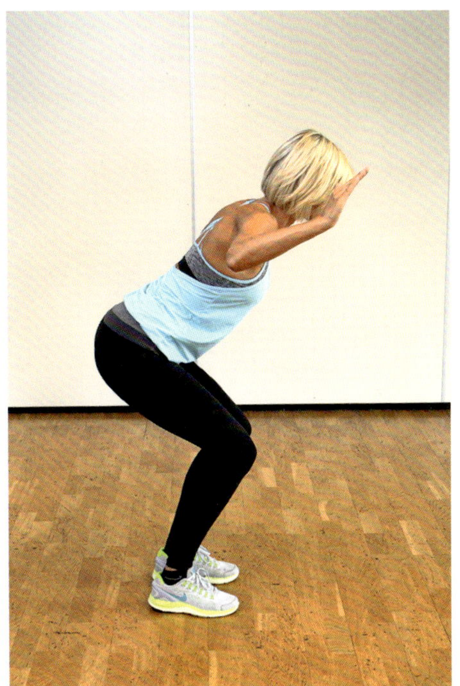

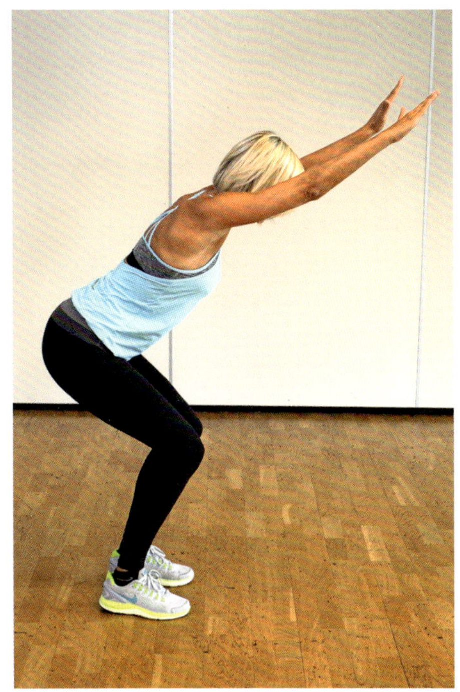

Übungsbeschreibung

Im **Parallelstand** wird der Po abgesenkt, wobei die Knie nicht weiter als bis zur Fußspitze nach vorne schieben. Dabei wird der Oberkörper nach vorne verlagert und die Arme werden neben den Kopf gewinkelt angehoben. Aus der Position heraus werden die Arme in Verlängerung des Rückens nach oben gestreckt und anschließend wieder gebeugt.
Das Strecken und Beugen der Arme ergibt einen Bewegungsrhythmus.

Wirkung

Kräftigung der Rücken-, Gesäß- und Beinmuskulatur.

4.4 Übungen zur Förderung der Beweglichkeit

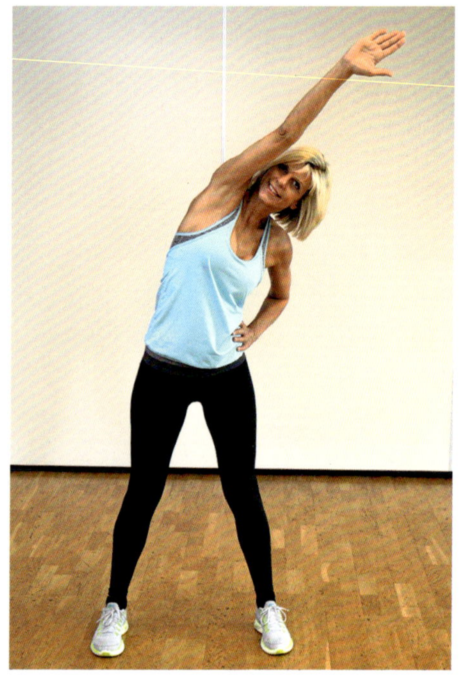

Übungsbeschreibung

Im **Parallelstand** wird eine Hand in die Hüfte gestützt, wobei der Ellbogen nach außen zeigt.
Dabei neigt sich der Oberkörper zu dieser Seite ohne zu rotieren. Der Gegenarm wird gestreckt neben den Kopf und in Verlängerung des Rumpfes angehoben.

Wirkung

Dehnung der seitlichen Rumpfmuskulatur.

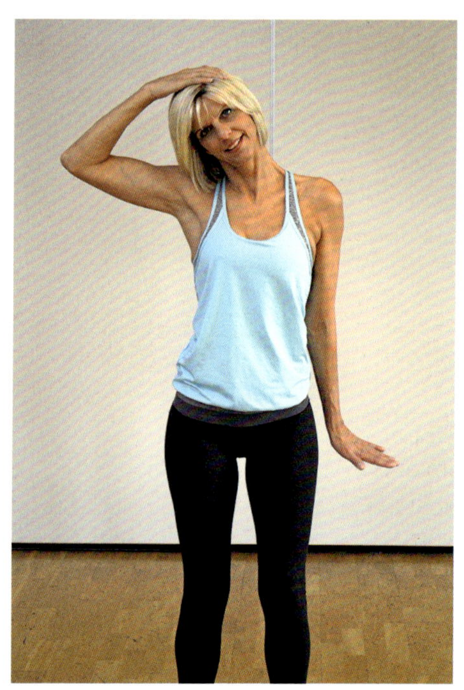

Übungsbeschreibung

Im **Parallelstand** wird der Kopf zu einer Seite geneigt (wichtig: ohne dabei zu verdrehen).
Dabei wird der Arm der Gegenseite aktiv nach unten geschoben. Die freie Hand umfasst dabei den Kopf von oben und verstärkt so die Seitneigung.

Wirkung

Dehnung der seitlichen Halsmuskulatur.

Übungsbeschreibung

In **Schrittstellung** seitlich an einer Wand wird der wandnahe Arm auf Schulterhöhe nach hinten angehoben. Dabei dreht die Handfläche so zur Wand, dass der Daumen nach oben zeigt. Gleichzeitig liegt der Arm an der Wand an. Durch Verlagerung des Körperschwerpunkts nach vorne wird die Dehnung verstärkt.

Wirkung

Dehnung der Brustmuskulatur.

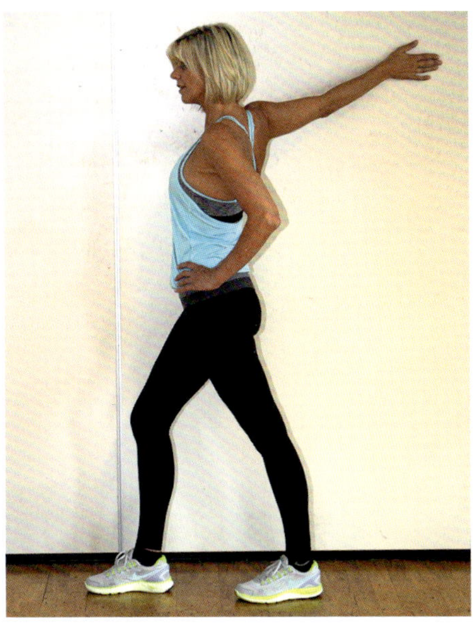

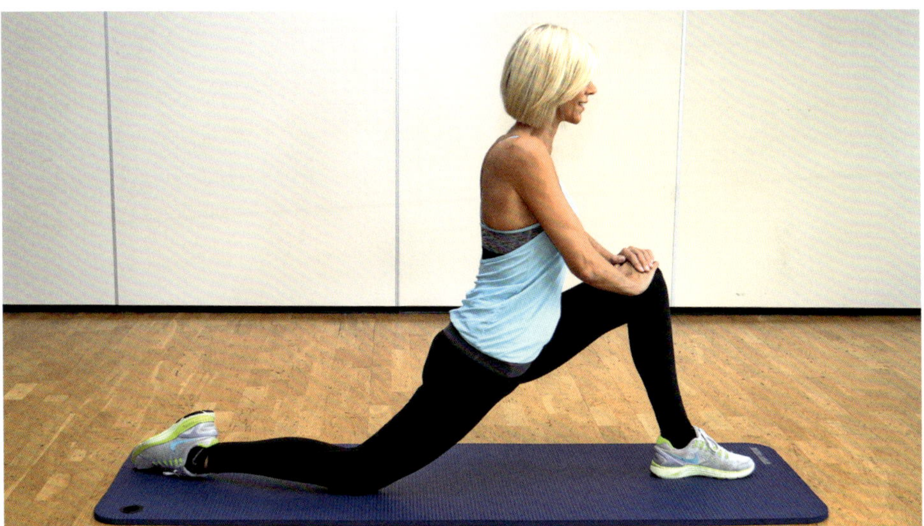

Übungsbeschreibung

Im **einseitigen Kniestand** wird ein Fuß weiter nach vorne genommen und in einem weiten Ausfallschritt vor dem Körper aufgesetzt. Gleichzeitig wird die Hüfte nach vorne geschoben, so dass das hintere Bein zunehmend in der Hüfte gestreckt wird. Der Oberkörper bleibt dabei aufrecht und kann mit beiden Händen auf dem vorderen Knie abgestützt werden.

Wirkung: Dehnung der Hüftbeugemuskulatur.

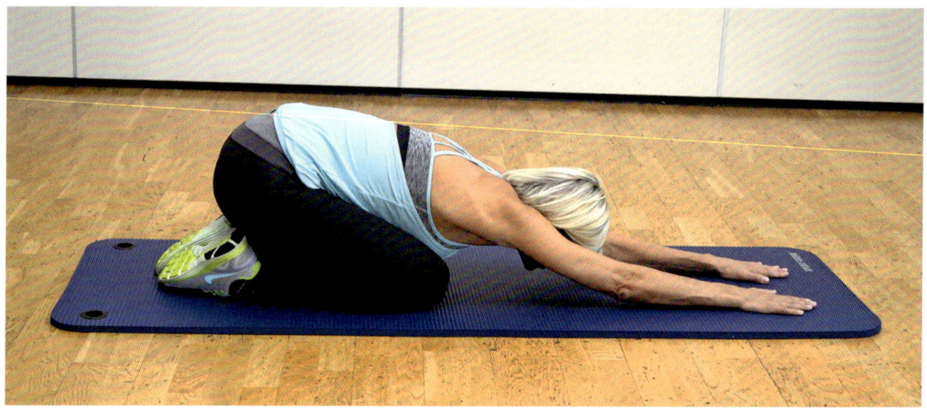

Übungsbeschreibung

Im **Vierfüßlerstand** werden die Hände weiter nach vorne aufgesetzt. Gleichzeitig wird der Po auf die Füße heruntergezogen, wobei der Oberkörper weiter zur Matte hin abgesenkt wird.

Wirkung: Dehnung der Brustmuskulatur.

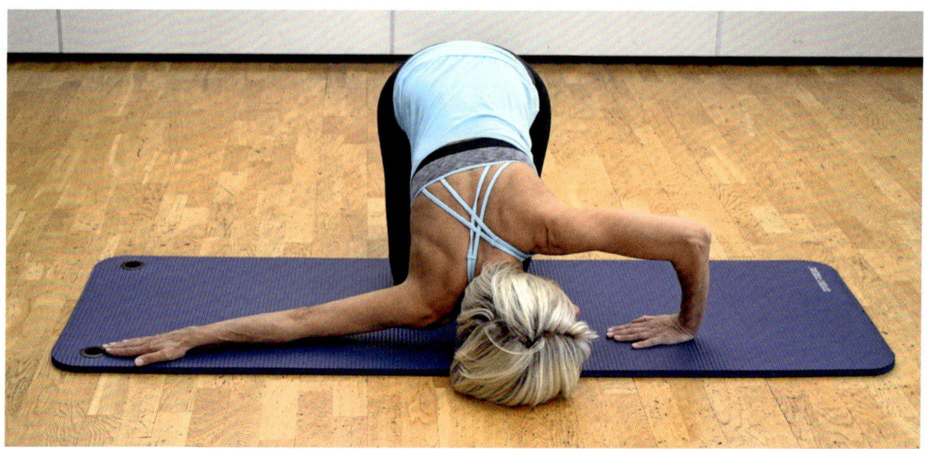

Übungsbeschreibung

Im **Vierfüßlerstand** wird ein Arm auf Schulterhöhe seitlich weggestreckt, ohne dass die Handfläche den Bodenkontakt verliert. Gleichzeitig wird die Schulter der gleichen Seite aktiv zum Boden abgesenkt. Auf der Gegenseite wird dabei der Arm gebeugt.

Wirkung: Dehnung der Brust- und Schultermuskulatur.

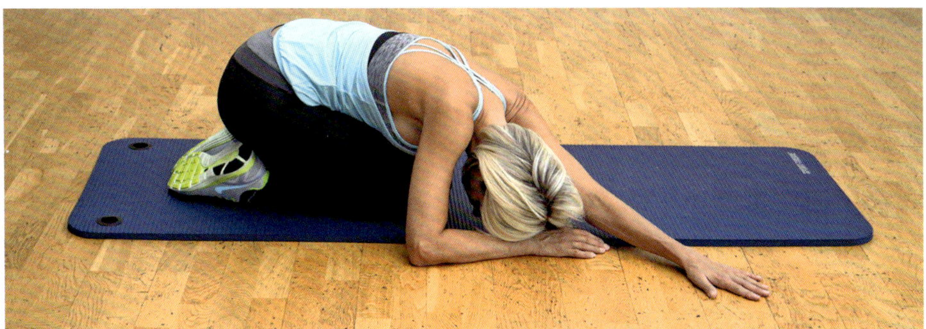

Übungsbeschreibung

Im **Vierfüßlerstand** werden die Arme etwas weiter nach vorne auf die Matte gesetzt. Gleichzeitig wird der Po auf die Füße runtergezogen. Dabei wird der Kopf zwischen die gestreckten Arme genommen und der Oberkörper zum Boden abgesenkt. Anschließend wandern beide Arme zu einer Seite neben die Matte. Dort wird der Gegenarm ganz lang gestreckt, während der andere Arm locker bleibt (Arme wandern nach rechts = linken Arm strecken und umgekehrt).

Wirkung: Dehnung der seitlichen oberen Rückenmuskulatur.

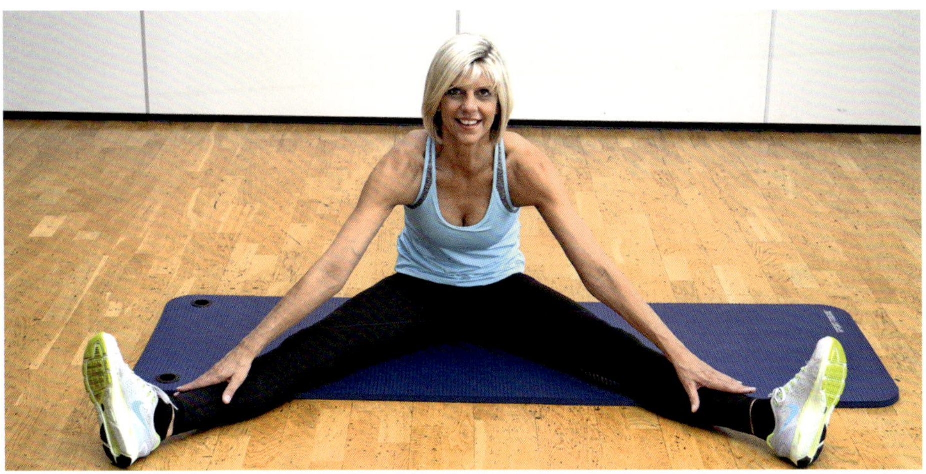

Übungsbeschreibung

In der **Sitzposition** werden die Beine gegrätscht, die Hände nach vorne genommen und der Oberkörper neigt sich nach vorne. Dabei umfassen die Hände – je nach Beweglichkeit – die Waden, Schienbeine oder Füße.

Wirkung: Dehnung der inneren und hinteren Oberschenkelmuskulatur.

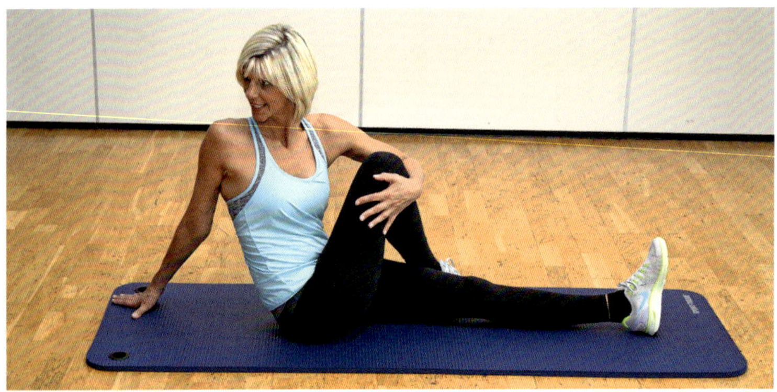

Übungsbeschreibung

In der **Sitzposition** wird ein Bein angehoben und über das andere Bein so aufgestellt, dass der Fuß in maximaler Nähe neben der Hüfte ist. Dabei den Oberkörper aufrichten und die Gegenschulter zum Knie drehen. Dabei das Knie mit dem Gegenarm umfassen und zum Oberkörper anziehen. Gleichzeitig die andere Hand am Boden aufsetzen und den Blick auf die Hand richten.

Wirkung: Dehnung der Gesäßmuskulatur.

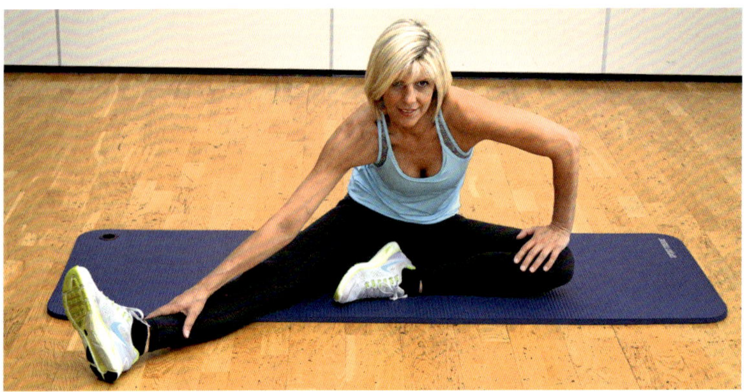

Übungsbeschreibung

In der **Sitzposition** wird ein Knie so gebeugt, dass die seitengleiche Fußsohle an die Innenfläche des anderen Oberschenkels anliegt. Anschließend wird der Oberkörper nach vorne genommen. Dabei liegt die seitengleiche Hand locker auf dem gebeugten Knie und drückt dieses leicht zum Boden. Die andere Hand wird – je nach Leistungsstand – an die Fußspitze oder auf das Schienbein des gestreckten Beines gelegt.

Wirkung: Dehnung der inneren und hinteren Oberschenkelmuskulatur sowie seitlichen Rumpfmuskulatur.

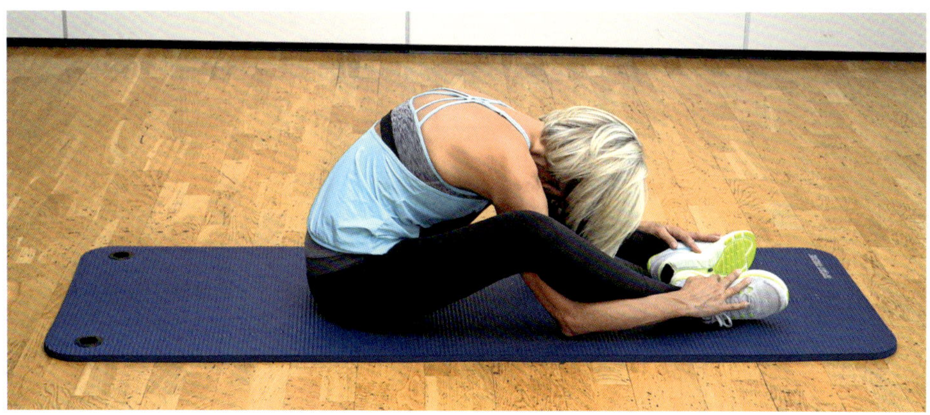

Übungsbeschreibung

In der **Sitzposition** wird der Oberkörper nach vorne genommen. Die Arme greifen dabei unter den Kniekehlen durch von außen an die Sprunggelenke und ziehen so den Oberkörper weiter nach vorne.

Wirkung: Dehnung der unteren Rückenmuskulatur.

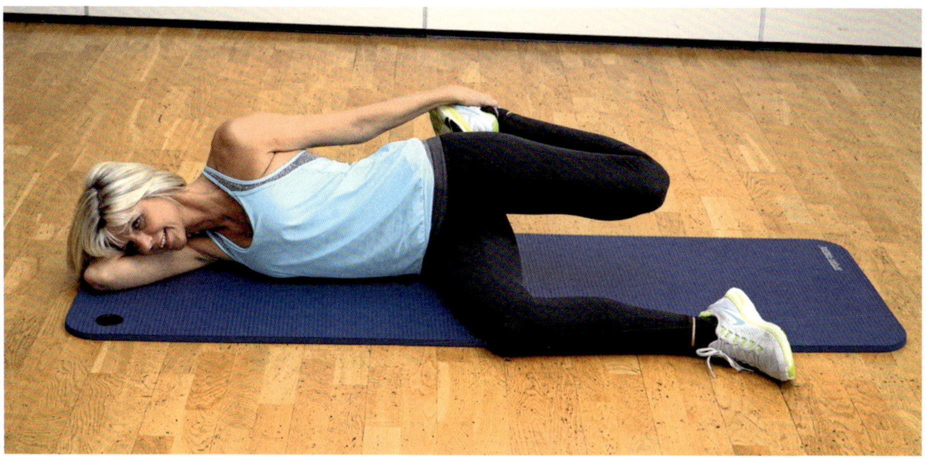

Übungsbeschreibung

In der **Seitlage** wird das obere Bein leicht angehoben, wobei der Fuß mit der Ferse zum Po angezogen wird. Dort wird der Fuß mit der seitengleichen Hand gefasst und weiter Richtung Po gezogen. Dabei wird der Oberschenkel ohne Ausweichbewegung in Verlängerung des Oberkörpers gehalten.

Wirkung: Dehnung der vorderen Oberschenkelmuskulatur.

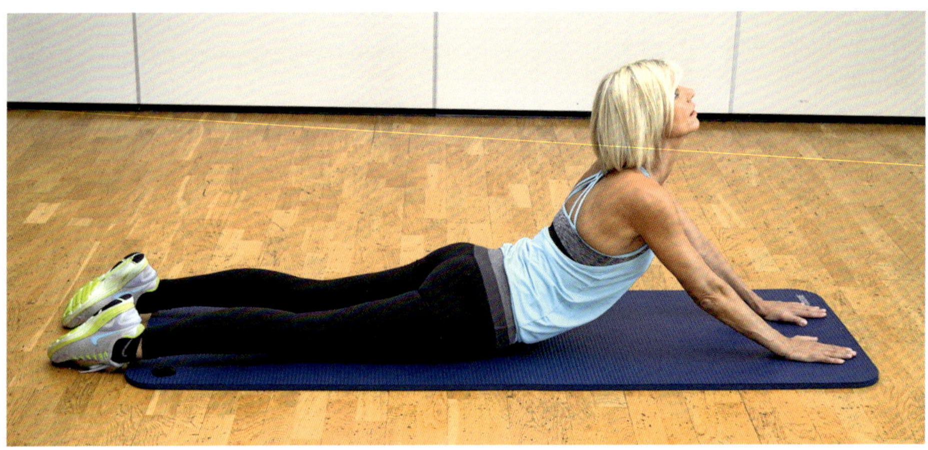

Übungsbeschreibung
In der **Bauchlage** richtet sich der Oberkörper auf und stützt sich auf die gestreckten Arme. Dabei wird der Oberkörper maximal soweit angehoben, dass die Hüfte noch Bodenkontakt hat.

Wirkung: Dehnung der vorderen Rumpfmuskulatur.

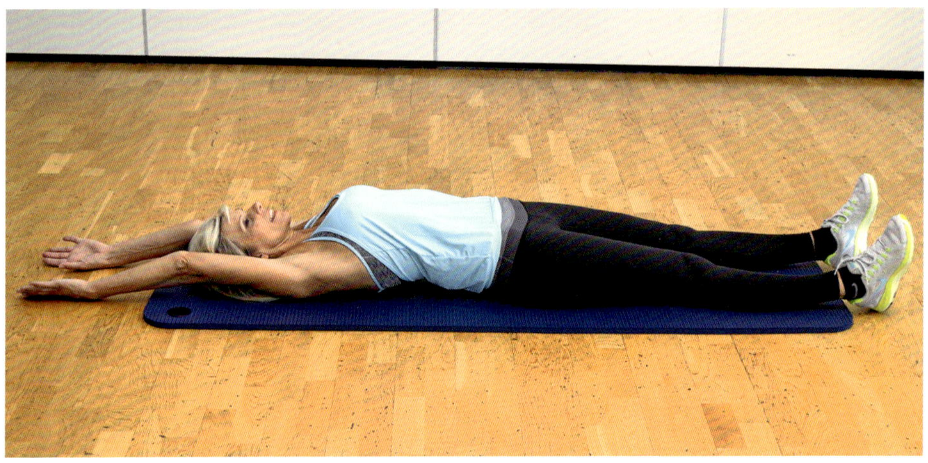

Übungsbeschreibung
In der **Rückenlage** werden beide Arme gestreckt nach hinten geführt und neben dem Kopf abgelegt. Anschließend werden beide Beine gestreckt am Boden abgelegt und der gesamte Körper wird dadurch in Streckung gebracht.

Wirkung: Dehnung der Brust- und vorderen Rumpfmuskulatur.

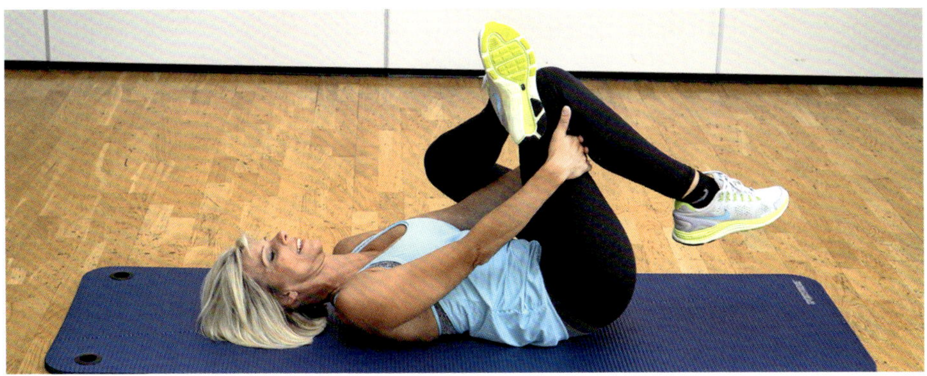

Übungsbeschreibung

In der **Rückenlage** wird der rechte Fuß am oberen Rand des linken Oberschenkels auf das linke Knie gelegt. Das rechte Knie zeigt dabei nach außen. Anschließend wird das linke Knie zum Oberkörper angezogen, wobei sich der Fuß vom Boden löst. Dabei greifen beide Hände in die linke Kniekehle und ziehen etwas nach.

Wirkung: Dehnung der Gesäßmuskulatur.

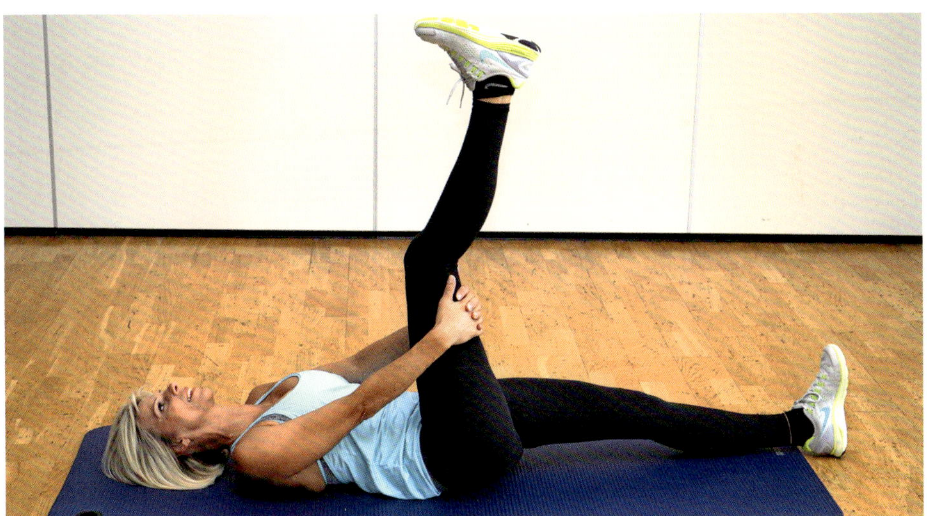

Übungsbeschreibung

In der **Rückenlage** wird ein Bein vom Boden gelöst und gestreckt Richtung Oberkörper angehoben. Dabei greifen beide Hände in die Kniekehle und ziehen das gestreckte Bein weiter zum Körper an.

Wirkung: Dehnung der hinteren Oberschenkelmuskulatur.

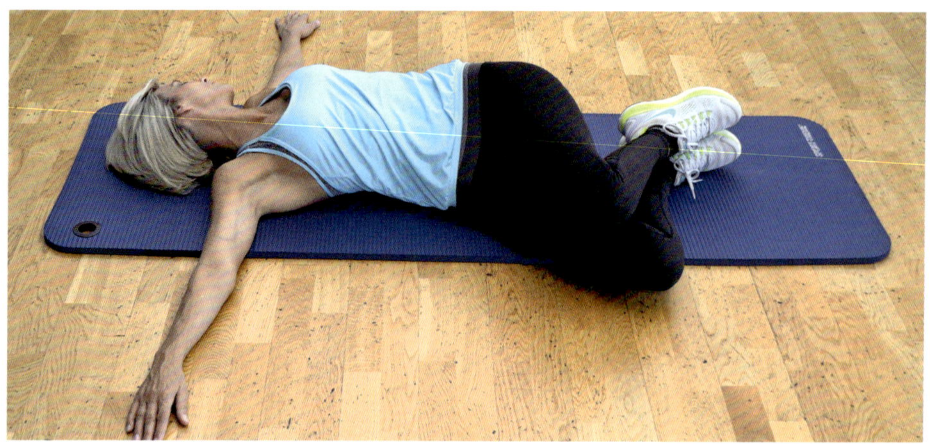

Übungsbeschreibung

In der **Rückenlage** werden die Arme seitlich auf Schulterhöhe angehoben und gestreckt mit den Handflächen am Boden abgelegt. Knie und Füße werden ganz dicht zusammengestellt.
Anschließend werden beide Knie langsam soweit zu einer Seite abgesenkt, bis sie am Boden abgelegt werden können. Dabei bleiben die Schultern am Boden und der Kopf dreht in die entgegengesetzte Richtung. Zur Unterstützung kann die Hand, auf der Seite zu der die Knie fallen, auf die Oberschenkel gelegt werden.

Wirkung: Dehnung der Brust- und vorderen Rumpfmuskulatur.

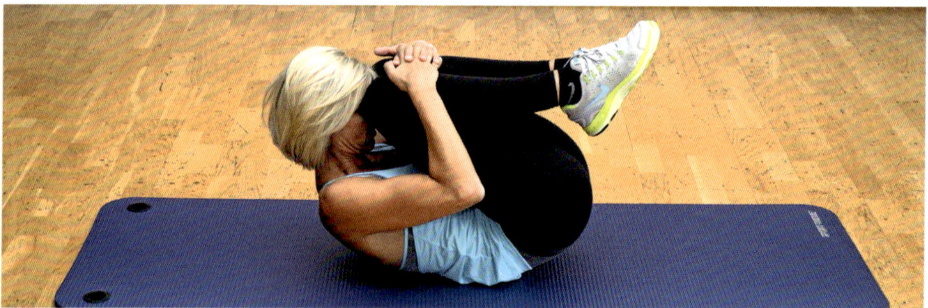

Übungsbeschreibung

In der Rückenlage werden die Knie zum Oberkörper angezogen und mit beiden Armen umschlossen. Während die Arme die Knie ganz nah zum Körper anziehen, wird der Kopf in dem Versuch angehoben, die Stirn gegen die Knie zu bringen.

Wirkung: Dehnung der Rückenmuskulatur.

4.5 Übungen zur Entwicklung der Entspannungsfähigkeit

Ruheentspannung

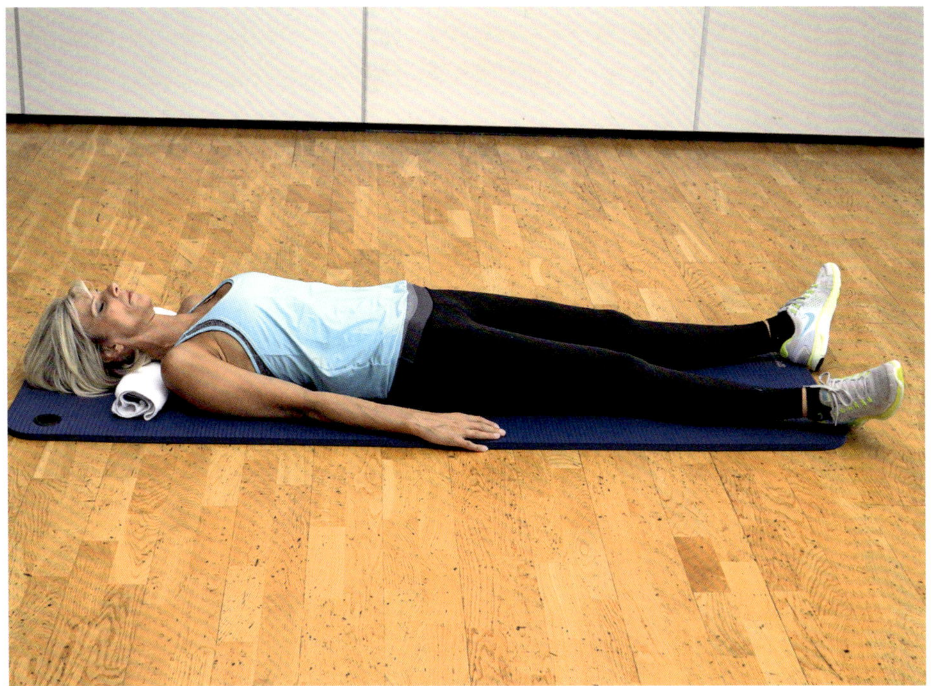

Übungsbeschreibung
In der **Rückenlage** bequem auf einer weichen Unterlage liegen und die Augen schließen.

Durchführung
Bei entspannender Musik seinen Gedanken nachgehen und zur Ruhe kommen.

Zurückkommen
Nach einigen Minuten die Füße langsam wieder aufstellen und die Hände auf den Bauch legen. Anschließend mit drei bis vier tiefen Atemzügen durch die Nase in den Bauch einatmen. Nach einem kurzen Moment langsam durch den Mund wieder ausatmen. Erst danach die Augen öffnen, sich recken und strecken und anschließend langsam aufrichten.

Wirkung
Entspannung durch Ruhe.

Wahrnehmungsentspannung

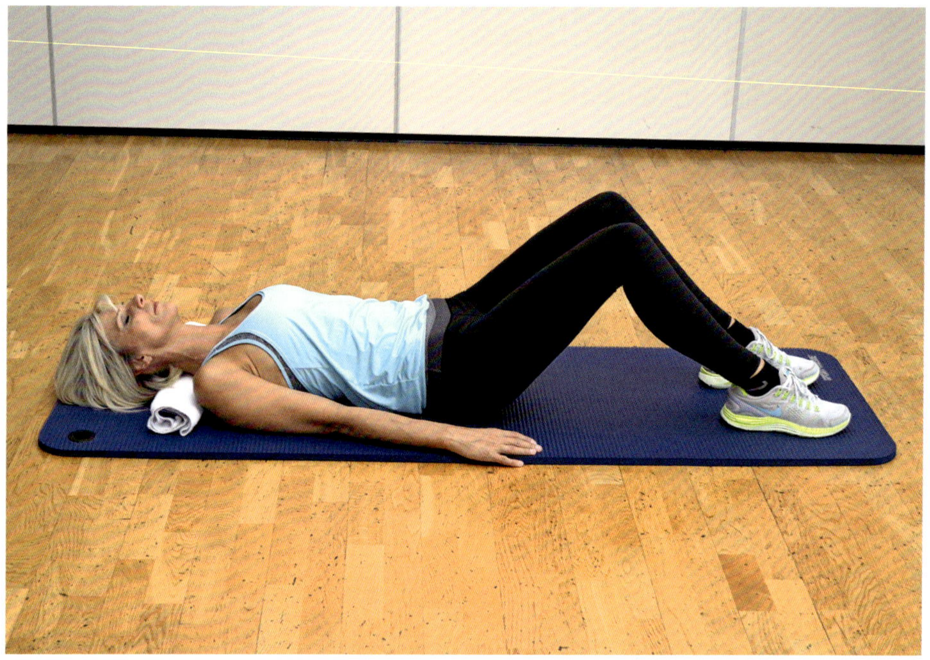

Übungsbeschreibung
In der **Rückenlage** bequem auf einer weichen Unterlage liegen und die Augen schließen.

Durchführung
Bei entspannender Musik und dem Einsatz von Duftkerzen auf Dinge der inneren und äußeren Wahrnehmung konzentrieren und so zur Ruhe kommen.

Zurückkommen
Nach einigen Minuten die Füße langsam wieder aufstellen und die Hände auf den Bauch legen. Anschließend mit drei bis vier tiefen Atemzügen durch die Nase in den Bauch einatmen. Nach einem kurzen Moment langsam durch den Mund wieder ausatmen. Erst danach die Augen öffnen, sich recken und strecken und anschließend langsam aufrichten.

Wirkung
Förderung der Innen- und Außenwahrnehmung und Entspannung.

Progressive Muskelentspannung der Beine

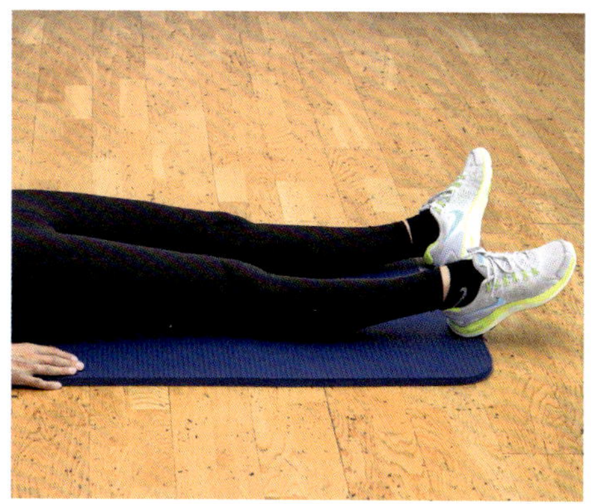

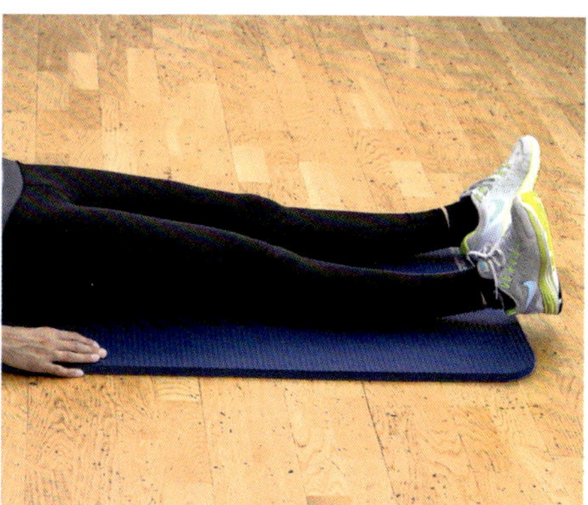

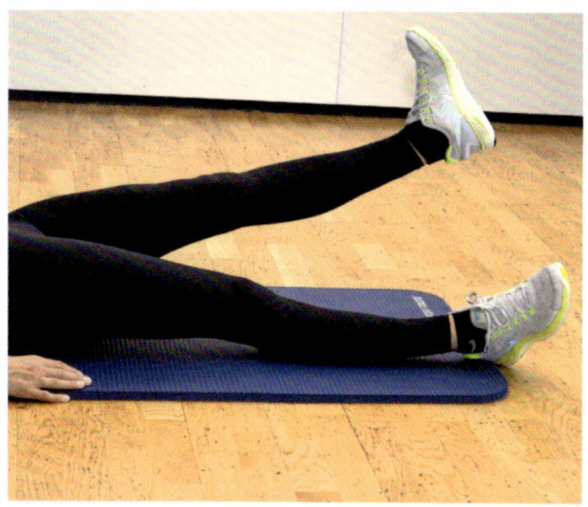

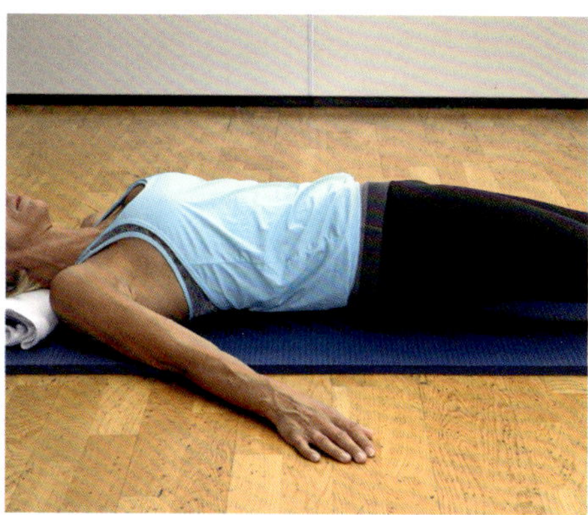

Übungsbeschreibung

In der **Rückenlage** auf der Matte liegen die Beine gestreckt am Boden. Die Arme liegen locker seitlich neben dem Körper. Die Augen können geschlossen werden. Je nach Bedarf kann im Bereich des Nackens, der Lendenwirbelsäule oder der Kniekehle durch Hinzunahme entsprechender Kissen eine bequemere Ausgangsposition geschaffen werden.

Durchführung

Durch eigene Anleitung wird eine progressive Muskelentspannung der unteren Extremitäten durchgeführt. Dabei wird versucht, immer nur die angesteuerte Muskulatur durch die Übung anzuspannen und den Rest des Körpers locker zu lassen. Gleichzeitig gilt es zu berücksichtigen, dass die Spannung langsam aufgebaut wird. Die maximale Spannung wird dann ca. 10 Sekunden gehalten, bevor sie anschließend schlagartig gelöst wird. Nach einer kurzen Pause von ca. 30 Sekunden, in der man den Unterschied zwischen Anspannung und Entspannung bewusst spüren soll, wird der Vorgang mit der gleichen Muskulatur wiederholt.

Linker Fuß
Den Fuß nach unten wegstrecken und die Zehen krümmen.

Linker Unterschenkel
Die Zehen aus dem Sprunggelenk zu den Knien anziehen und den Unterschenkel anspannen.

Linker Oberschenkel
Das Kniegelenk maximal strecken und den Oberschenkel anspannen. Dabei das Bein leicht vom Boden lösen.

Linker Po
Durch Anspannung der linken Gesäßhälfte hebt sich die linke Hüfte leicht an.

Nach einer kleinen Pause, in der man den Unterschied zwischen dem nun entspannten linken und dem rechten Bein bewusst wahrnimmt, erfolgt der gleiche Ablauf auf der rechten Seite.

Zurückkommen

Nachdem die unteren Extremitäten durch die progressive Muskelentspannung gelockert wurden, die Füße langsam wieder aufstellen und die Hände auf den Bauch legen. Anschließend mit drei bis vier tiefen Atemzügen durch die Nase in den Bauch einatmen. Nach einem kurzen Moment langsam durch den Mund wieder ausatmen. Erst danach die Augen öffnen, sich recken und strecken und anschließend langsam aufrichten.

Wirkung

Förderung der Entspannung durch den Wechsel von Anspannung und Lockerung der Muskulatur der unteren Extremitäten.

Progressive Muskelentspannung der Arme

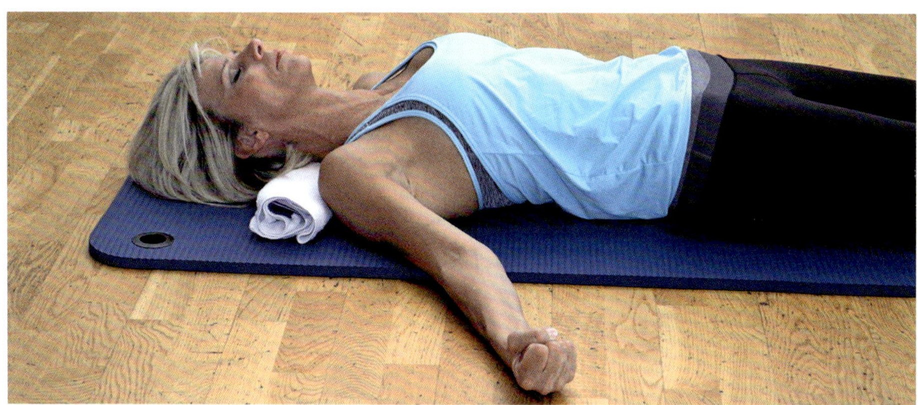

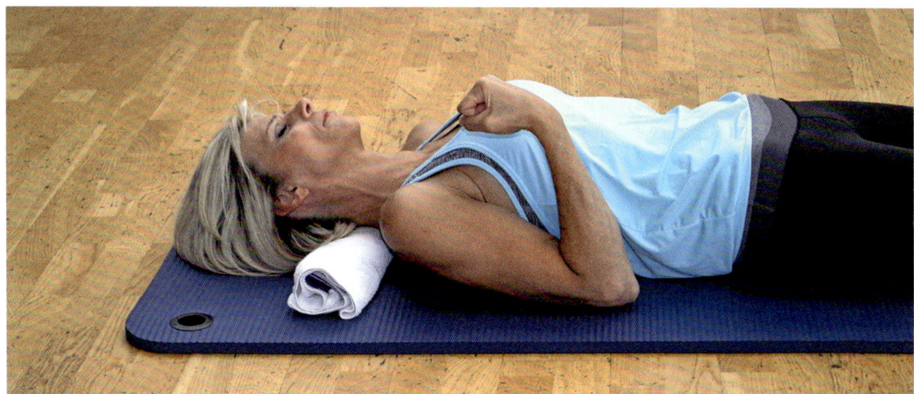

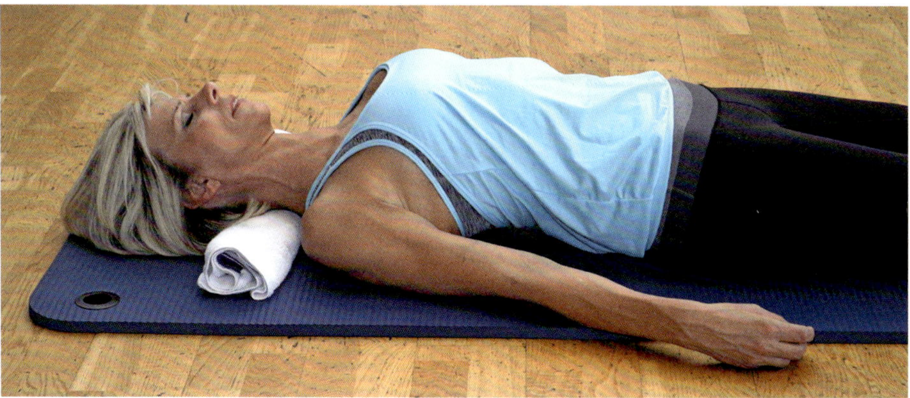

Übungsbeschreibung

In der **Rückenlage** auf der Matte liegen die Beine gestreckt am Boden. Die Arme liegen locker seitlich neben dem Körper. Die Augen können geschlossen werden. Je nach Bedarf kann im Bereich des Nackens, der Lendenwirbelsäule oder der Kniekehle durch Hinzunahme entsprechender Kissen eine bequemere Ausgangsposition geschaffen werden.

Durchführung

Durch eigene Anleitung wird eine progressive Muskelentspannung der oberen Extremitäten durchgeführt. Dabei wird versucht, immer nur die angesteuerte Muskulatur durch die Übung anzuspannen und den Rest des Körpers locker zu lassen. Gleichzeitig gilt es zu berücksichtigen, dass die Spannung langsam aufgebaut wird. Die maximale Spannung wird dann ca. 10 Sekunden gehalten, bevor sie anschließend schlagartig gelöst wird. Nach einer kurzen Pause von ca. 30 Sekunden, in der man den Unterschied zwischen Anspannung und Entspannung bewusst spüren soll, wird der Vorgang mit der gleichen Muskulatur wiederholt.

Linke Hand und linker Unterarm
Die Hand zu einer Faust ballen und ganz fest zusammendrücken.

Linker Oberarm
Den Ellbogen anwinkeln und somit den Unterarm vom Boden abheben. Dabei den Bizeps fest anspannen.

Linke und rechte Schulter
Beide Schultern gegen die Matte drücken und dabei die Schulterblätter zusammenziehen.

Nach einer kleinen Pause, in der man den Unterschied zwischen dem nun entspannten linken und dem rechten Arm bewusst wahrnimmt, erfolgt der gleiche Ablauf auf der rechten Seite.

Zurückkommen

Nachdem die oberen Extremitäten durch die progressive Muskelentspannung gelockert wurden, die Füße langsam wieder aufstellen und die Hände auf den Bauch legen. Anschließend mit drei bis vier tiefen Atemzügen durch die Nase in den Bauch einatmen. Nach einem kurzen Moment langsam durch den Mund wieder ausatmen. Erst danach die Augen öffnen, sich recken und strecken und anschließend langsam aufrichten.

Wirkung

Förderung der Entspannung durch den Wechsel von Anspannung und Lockerung der Muskulatur der oberen Extremitäten.

Progressive Muskelentspannung von Kopf und Nacken

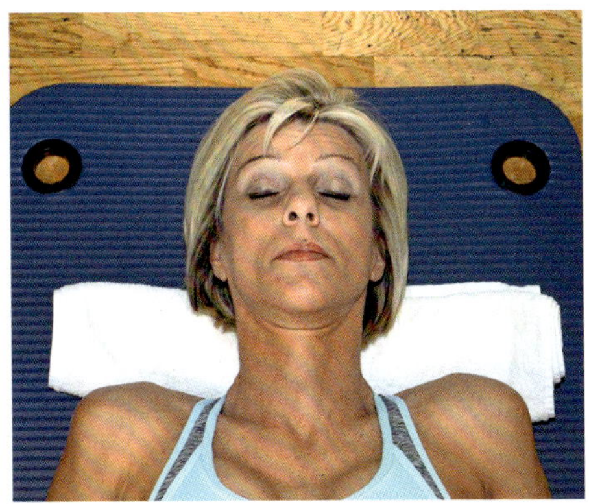
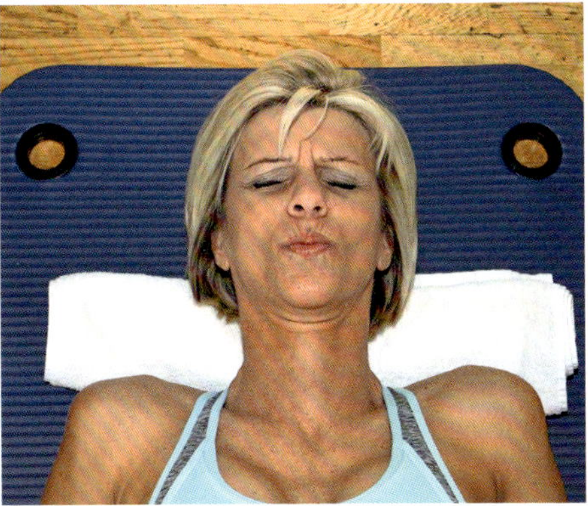
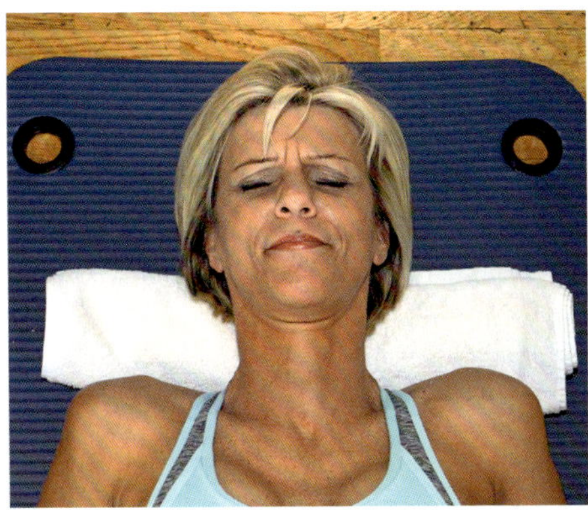
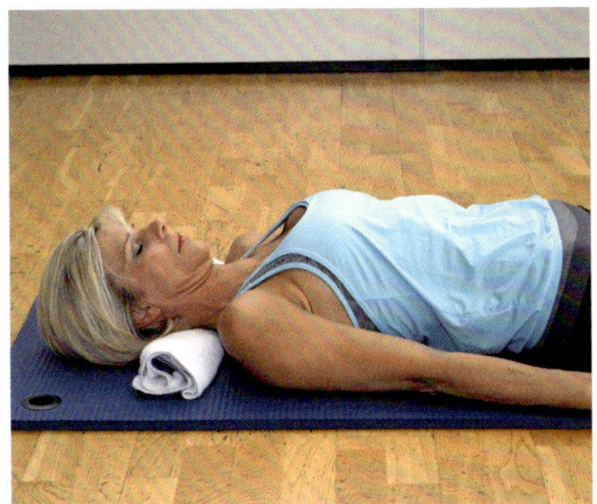

Übungsbeschreibung

In der **Rückenlage** auf der Matte liegen die Beine gestreckt am Boden. Die Arme liegen locker seitlich neben dem Körper. Die Augen können geschlossen werden. Je nach Bedarf kann im Bereich des Nackens, der Lendenwirbelsäule oder der Kniekehle durch Hinzunahme entsprechender Kissen eine bequemere Ausgangsposition geschaffen werden.

Durchführung

Durch eigene Anleitung wird eine progressive Muskelentspannung von Kopf und Nacken durchgeführt. Dabei wird versucht, immer nur die angesteuerte Muskulatur durch die Übung anzuspannen und den Rest des Körpers locker zu lassen. Gleichzeitig gilt es zu berücksichtigen, dass die Spannung langsam aufgebaut wird. Die maximale Spannung wird dann ca. 10 Sekunden gehalten, bevor sie anschließend schlagartig gelöst wird. Nach einer kurzen Pause von ca. 30 Sekunden, in der man den Unterschied zwischen Anspannung und Entspannung bewusst spüren soll, wird der Vorgang mit der gleichen Muskulatur wiederholt.

Obere Gesichtspartie (Stirn + Augenbrauen)
Durch maximales Hochziehen der Augenbrauen wird die Stirn in Falten gelegt.

Mittlere Gesichtspartie (Augen + Nase)
Die geschlossenen Augen fester zudrücken und gleichzeitig die Nase rümpfen.

Untere Gesichtspartie (Mund + Kiefer)
Die Zähne sowie die Lippen fest gegeneinanderpressen und dabei die Zunge gegen den Gaumen drücken.

Nacken
Das Kinn so zum Hals ziehen, dass es eine Art Doppelkinn bildet. Dabei den Hinterkopf leicht gegen die Unterlage drücken und somit die Spannung in der Nackenmuskulatur aufbauen.

Zurückkommen

Nachdem Kopf und Nacken durch die progressive Muskelentspannung gelockert wurden, die Füße langsam wieder aufstellen und die Hände auf den Bauch legen. Anschließend mit drei bis vier tiefen Atemzügen durch die Nase in den Bauch einatmen. Nach einem kurzen Moment langsam durch den Mund wieder ausatmen. Erst danach die Augen öffnen, sich recken und strecken und anschließend langsam aufrichten.

Wirkung

Förderung der Entspannung durch den Wechsel von Anspannung und Lockerung der Muskulatur von Kopf und Nacken.

Progressive Muskelentspannung des Oberkörpers

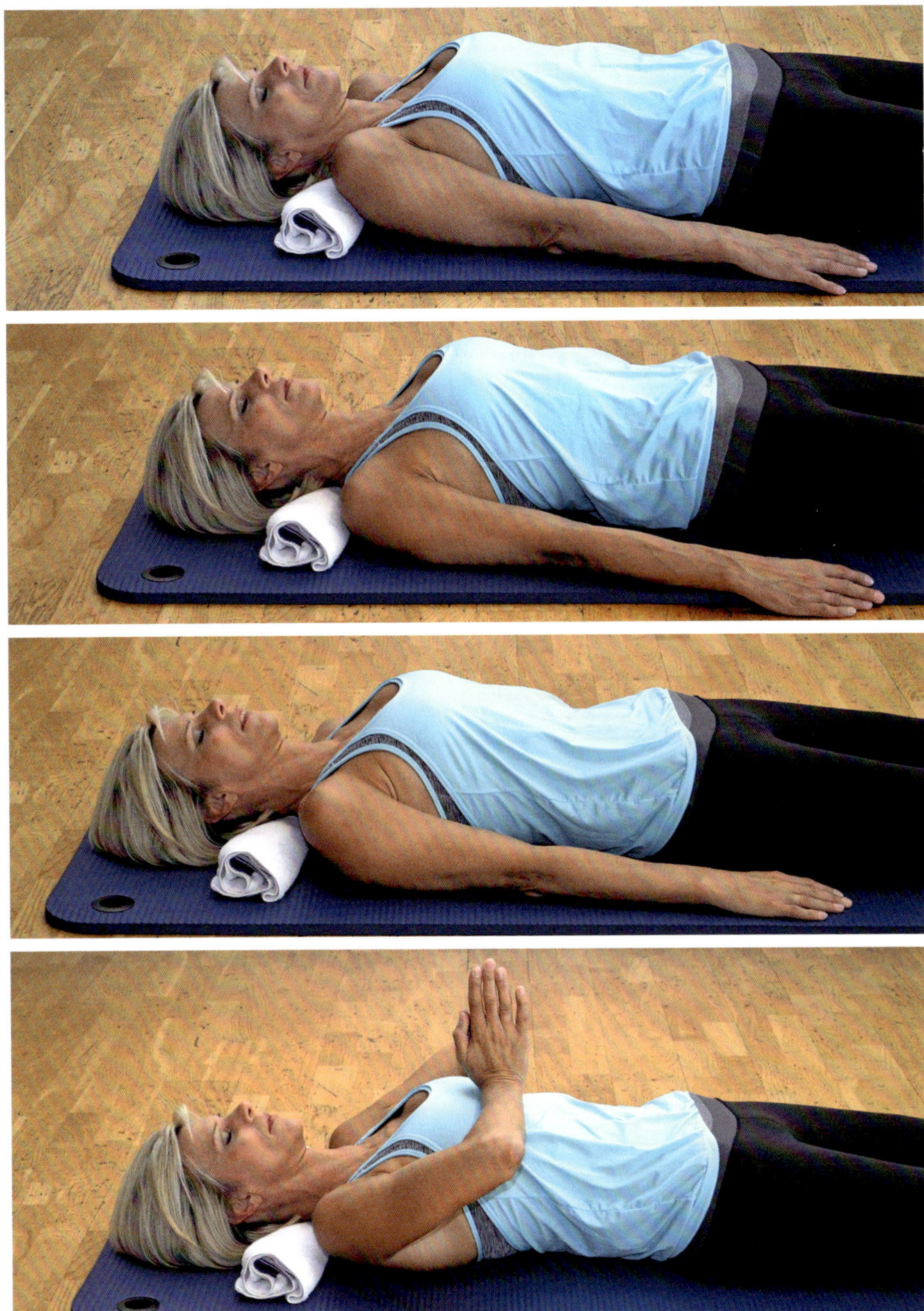

Übungsbeschreibung

In der **Rückenlage** auf der Matte liegen die Beine gestreckt am Boden. Die Arme liegen locker seitlich neben dem Körper. Die Augen können geschlossen werden. Je nach Bedarf kann im Bereich des Nackens, der Lendenwirbelsäule oder der Kniekehle durch Hinzunahme entsprechender Kissen eine bequemere Ausgangsposition geschaffen werden.

Durchführung

Durch eigene Anleitung wird eine progressive Muskelentspannung des Oberkörpers durchgeführt. Dabei wird versucht, immer nur die angesteuerte Muskulatur durch die Übung anzuspannen und den Rest des Körpers locker zu lassen. Gleichzeitig gilt es zu berücksichtigen, dass die Spannung langsam aufgebaut wird. Die maximale Spannung wird dann ca. 10 Sekunden gehalten, bevor sie anschließend schlagartig gelöst wird. Nach einer kurzen Pause von ca. 30 Sekunden, in der man den Unterschied zwischen Anspannung und Entspannung bewusst spüren soll, wird der Vorgang mit der gleichen Muskulatur wiederholt.

Schultern

Beide Schultern ganz weit zu den Ohren hochziehen und dort halten.

Oberer Rücken

Die Schultern gegen die Matte drücken und die Schultern zusammenziehen.

Brust

Die Handflächen vor der Brust zusammen bringen und gegeneinanderdrücken. Die Ellbogen zeigen dabei nach außen.

Bauch

Die Bauchmuskulatur anspannen und dabei den Bauchnabel nach innen ziehen. Hierbei gilt es darauf zu achten, den Atem nicht anzuhalten.

Zurückkommen

Nachdem der Oberkörper durch die progressive Muskelentspannung gelockert wurden, die Füße langsam wieder aufstellen und die Hände auf den Bauch legen. Anschließend mit drei bis vier tiefen Atemzügen durch die Nase in den Bauch einatmen. Nach einem kurzen Moment langsam durch den Mund wieder ausatmen. Erst danach die Augen öffnen, sich recken und strecken und anschließend langsam aufrichten.

Wirkung

Förderung der Entspannung durch den Wechsel von Anspannung und Lockerung der Muskulatur des Oberkörpers.

Atementspannung

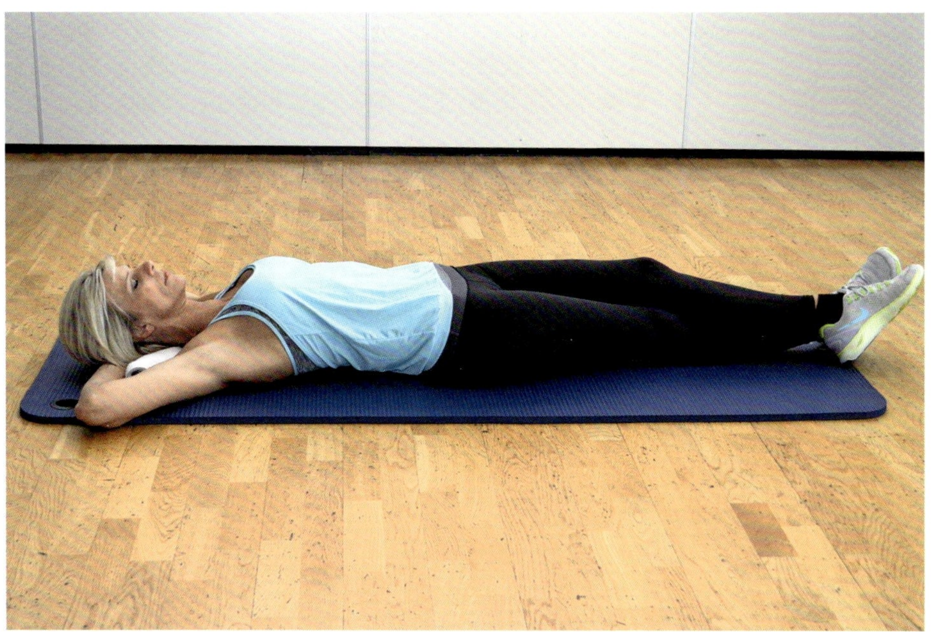

Übungsbeschreibung

In einer bequemen **Rückenlage** auf der Matte können die Augen geschlossen werden. Bei Bedarf können Polsterungen im Nacken, im unteren Rücken oder den Kniekehlen angebracht werden. Die Hände liegen auf Höhe des Bauchnabels locker auf dem Bauch.

Durchführung

Nach einer ersten Ruhephase wird sich bewusst auf die Atmung konzentriert. Dabei wird tief in den Bauch eingeatmet. Durch gezielte Verzögerung der Ausatmung wird nach und nach die Atmung ruhiger und man erreicht eine Reduzierung des Atemrhythmus pro Minute. Dabei ist jedoch wichtig, dass die Ausatmung nicht zwanghaft unterbrochen wird.

Zurückkommen

Nach einigen Minuten die Füße langsam wieder aufstellen. Anschließend mit drei bis vier tiefen Atemzügen durch die Nase in den Bauch einatmen. Nach einem kurzen Moment langsam durch den Mund wieder ausatmen. Erst danach die Augen öffnen, sich recken und strecken und anschließend langsam aufrichten.

Wirkung

Förderung der Entspannung durch Beruhigung der Atmung.

Autogenes Training

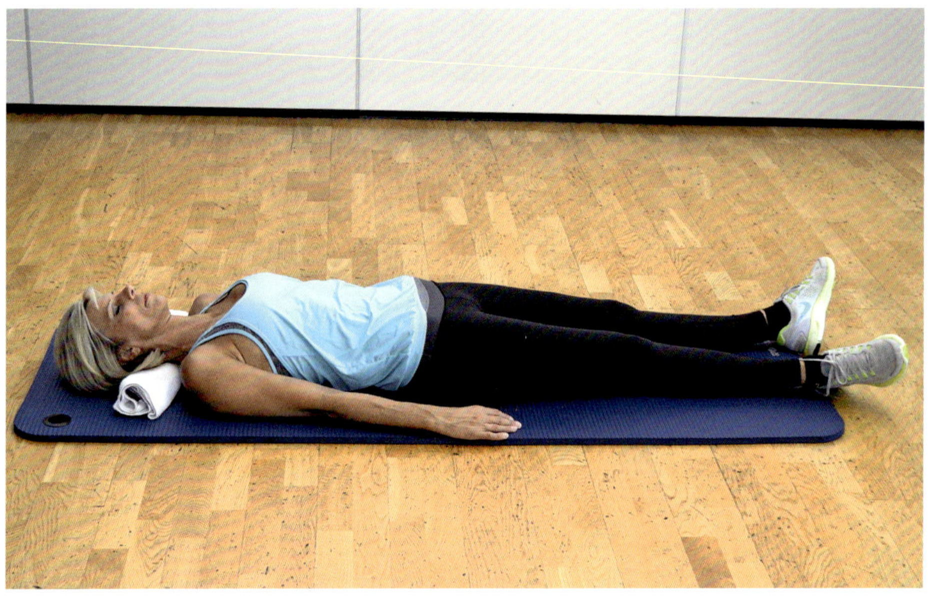

Übungsbeschreibung

In der **Rückenlage** auf der Matte liegen die Beine gestreckt am Boden. Die Arme liegen locker seitlich neben dem Körper. Die Augen können geschlossen werden. Je nach Bedarf kann im Bereich des Nackens, der Lendenwirbelsäule oder der Kniekehle durch Hinzunahme entsprechender Kissen eine bequemere Ausgangsposition geschaffen werden.

Durchführung

Durch eigene Anleitung wird ein Autogenes Training durchgeführt. Somit ist der Übungsverlauf ein kognitiver Prozess, der das Empfinden von Schwere oder Wärme suggerieren soll. Dabei werden Übungsformeln beschrieben, die den gewünschten physischen Effekt erzeugen sollen. Es ist darauf zu achten, dass diese Formeln für Einsteiger anfangs mehrfach – mit einigen Sekunden Pause – intensiv gedacht werden müssen, bis die gewünschte Wirkung eintritt. Des Weiteren werden hier die ausführlichen Übungsformeln beschrieben, die im weiteren Verlauf von Fortgeschrittenen in individuelle Kurzformen gebracht werden können. Jede Übungsformel schließt mit den Worten „Ich bin ganz ruhig".
Abschließend ist darauf zu achten, dass die Übungen in der beschriebenen Reihenfolge durchlaufen werden.
Sollte es dabei vorkommen, dass die reine Vorstellung von Schwere und/oder Wärme nicht zu dem gewünschten körperlichen Ergebnis führt, kann es helfen, sich an Situationen zu erinnern, in denen man genau diese Empfindungen gespürt hat.

Rechter Arm
„Mein rechter Arm ist ganz schwer."

Beide Arme
„Meine beiden Arme sind ganz schwer."

Beide Arme + beide Beine
„Meine beiden Arme und beide Beine sind ganz schwer."

Körper
„Mein ganzer Körper ist ganz schwer."

Rechter Arm
„Mein ganzer Körper ist schwer."
„Ich bin ganz ruhig."
„Mein rechter Arm wird ganz warm."

Beide Arme
„Mein ganzer Körper ist schwer."
„Ich bin ganz ruhig."
„Meine beiden Arme werden ganz warm."

Beide Arme + beide Beine
„Mein ganzer Körper ist schwer."
„Ich bin ganz ruhig."
„Meine beiden Arme und beide Beine werden ganz warm."

Körper
„Mein ganzer Körper ist schwer."
„Ich bin ganz ruhig."
„Mein ganzer Körper ist schwer und warm."

Zurückkommen

Nach einem Moment der Ruhe die Füße langsam wieder aufstellen. Anschließend mit drei bis vier tiefen Atemzügen durch die Nase in den Bauch einatmen. Nach einem kurzen Moment langsam durch den Mund wieder ausatmen. Erst danach die Augen öffnen, sich recken und strecken und anschließend langsam aufrichten.

Wirkung

Förderung der Entspannung durch Autogenes Training.

5 Literaturverzeichnis

Froböse, I. & Wallmann-Sperlich, B. (2015). *Der DKV-Report „Wie gesund lebt Deutschland".* Zentrum für Gesundheit der Deutschen Sporthochschule Köln.

Kunert, C. (2005). Dehnen und Entspannen – Möglichkeiten des Stundenausklangs. *Ü – Magazin für Übungsleiterinnen und Übungsleiter, 1,* 6–7.

Kunert, C. (2008). *Dehnen – Lockern – Entspannen. Fit und gesund durch richtiges Stretching.* Wiebelsheim: Limpert.

Kunert, C. (2009). *Koordination und Gleichgewicht. 73 bewährte Übungen für eine bessere Körperbeherrschung.* Wiebelsheim: Limpert.

Kunert, C. (2009). *Rücken Vital. Präventives Rückentraining.* Schorndorf: Hofmann.

Kunert, C. (2014). *Koordination und Gleichgewicht. 92 bewährte Übungen für eine bessere Körperbeherrschung.* Wiebelsheim: Limpert.

Kunert, C. (2014). *Vital & Gesund. Präventives Fitnesstraining.* Wiebelsheim: Limpert.

Lühmann, D. & Schmidt, C. O. (Red.) (2007). *Prävention von Rückenschmerzen.* Experten-Panel „Rückenschmerz" der Bertelsmann Stiftung (http://www.bertelsmann-stiftung.de/cps/rde/xbcr/SID-42D9DE17-221C5E85/bst/praevention_2007.pdf

Pfeifer, K. (2007). *Rückengesundheit. Grundlagen und Module zur Planung von Kursen.* Köln: Deutscher Ärzte-Verlag.

WHO (World Health Organization) (2011). *Global status report on noncommunicable diseases 2010.* Genf.